La Face cachée des antivapes

Motivations inavouées et stratégies de désinformation des détracteurs de la cigarette électronique

Vincent Cuisset
&
Charly Pairaud

ISBN : 979-8-3782-8481-8

DÉDICACE

À Marie-Odile.

À Renaud GdB et à Guy,
sources d'inspiration majeures.

Aux personnes rencontrées ayant souffert
ou souffrant toujours du tabagisme.

TABLE DES MATIÈRES

REMERCIEMENTS

Nous souhaitons remercier nos proches, nos amis et collègues pour leur ouverture d'esprit et leur infaillible soutien.
Nous remercions également les nombreux médecins, les personnalités et tous les curieux contemporains, qui prennent le temps d'analyser et de comprendre en profondeur les intérêts d'une innovation.
Enfin, nous remercions chaleureusement celles et ceux qui se sont déplacés pour visiter nos laboratoires et rencontrer nos collaborateurs engagés à nos côtés. Ils sont venus bien souvent avec l'ambition de construire leur avis *intuitu personæ*, ce qui entretient notre flamme optimiste, garantie sans fumée.

LEXIQUE

Tous les termes de ce lexique seront suivis d'un astérisque (*) dans le corps de cet ouvrage.

ABNR : Aktionsbündnis Nichtrauchen (Action alliance des non-fumeurs). Collectif d'associations allemandes de lutte contre le tabagisme.

Académie nationale de médecine : structure indépendante qui donne des avis sur des sujets de santé. Membres élus par leurs pairs sur le fondement de la qualité de leurs travaux scientifiques.

ACT : Alliance contre le tabac. Collectif principalement composé d'associations de lutte contre le tabagisme (dont le CNCT et DNF).

Afnor : Association française de normalisation. Agence qui certifie et harmonise les normes des produits et services.

Agnotologie : ensemble de procédés permettant d'entretenir un doute fictif sur des faits et des données.

Anses : Agence nationale de sécurité sanitaire de l'alimentation, de l'environnement et du travail. A pour mission d'évaluer les risques sanitaires dans ces domaines pour éclairer les décideurs publics français.

ASH : Action on Smoking and Health (Action sur le tabagisme et la santé). Association de lutte contre le tabagisme présente dans plusieurs pays.

Biais de confirmation : lorsque quelqu'un ne retient que les informations qui confirment ses préjugés.

CCLAT : Convention-cadre de l'OMS pour la lutte antitabac (FCTC, en anglais). Traité international destiné à coordonner la lutte contre le tabagisme.

Cherry picking : technique de rhétorique qui consiste à citer un élément isolé qui conforte une thèse tout en taisant les autres éléments, plus nombreux ou plus fiables, qui la contredisent.

CNCT : Comité national contre le tabagisme. Association de lutte contre le tabagisme.

COP : Conférences des parties (Conference of the Parties, en anglais). Organe d'orientation de la CCLAT.

DNF : Droits des non-fumeurs, devenue Demain sera non-fumeur en 2021. Association de lutte contre le tabagisme.

Ends : Electronic Nicotine Device System (Système électronique d'administration de nicotine).

Evali : E-cigarette or Vaping Use-associated Lung Injury (Blessure pulmonaire associée à l'utilisation d'une cigarette électronique ou d'un produit de vapotage).

FDA : Food and Drug Administration (Agence fédérale américaine des produits alimentaires et médicamenteux). Agence responsable de la protection de la santé publique, et notamment de l'encadrement des produits du tabac.

Fivape : Fédération française interprofessionnelle de la vape. Producteurs et revendeurs indépendants de l'industrie du tabac.

Génération sans tabac : site d'information initié par le CNCT.

HAS : Haute Autorité de santé. Livre des recommandations concernant les pratiques professionnelles et les produits de santé. Autorité publique indépendante à caractère scientifique.

HCSP : Haut Conseil de la santé publique. Instance qui livre des recommandations concernant les pratiques professionnelles et les produits de santé. Membres issus de l'administration et de personnalités nommées par le ministre de la Santé.

HTP : Heated Tobacco Product (Tabac chauffé).

Inserm : Institut national de la santé et de la recherche médicale. Organisme public de recherche scientifique.

OFDT : Observatoire français des drogues et des tendances addictives. Groupement d'intérêt public de production de données et de conseils appuyé par un collège scientifique.

OTC : Over the Counter. Médicaments en vente libre en pharmacie.

Paralogisme : raisonnement cohérent mais qui repose sur des postulats faux.

Pot de miel : un site internet qui prétend donner une information objective mais qui, en réalité, n'informe que dans le sens d'un intérêt précis et qui est généralement piloté par une autre structure dont il est dépendant et avec laquelle, publiquement, il n'affiche pas de lien.

Public Health England : comparable à Santé publique France au Royaume-Uni.

RCT : Random Control Trial (Essai randomisé contrôlé).

Royal College of Physicians : comparable à l'Académie nationale de médecine au Royaume-Uni.

Santé publique France : établissement public administratif chargé de la surveillance de l'état de santé de la population et de la réduction des risques pour la santé.

Scheer : Scientific Committee on Health, Environmental and Emerging Risks (Comité scientifique sur la santé et les risques émergents et environnementaux). Comité composé d'une dizaine de scientifiques qui conseillent la Commission européenne sur ces vastes sujets.

Slapp (ou procès baillon) : Strategic Lawsuit Against Public Participation (Procès contre la participation publique). Procès qui a pour objectif de limiter les contestations publiques, pas tant en gagnant en justice qu'en effrayant et en décourageant celui qui est attaqué en justice et tous ceux qui pourraient s'en inspirer et qui ont de faibles moyens. Usage fréquent des procès en diffamation.

Sophisme : argument de mauvaise foi où la conclusion est fausse alors qu'elle semble vraie.

TNS : Traitement nicotinique de substitution.

(Campaign for) Tobacco-Free Kids : Enfants sans tabac. ONG américaine de lutte contre le tabagisme, à vocation mondiale.

PREAMBULE

« Pour reprendre l'expression d'Emmanuel Kant – « La croyance est le milieu entre l'opinion et le savoir » – [il était temps], d'abandonner les croyances et de cheminer vers le savoir. »

(Dr Gérard Mathern – Dans « La vérité sur la cigarette électronique » du Pr Jean-François Etter , 2013)

« Après des années d'engagement [pour aider les fumeurs à arrêter], l'efficacité visible de la cigarette électronique m'a redonné motivation et espoir.
Mais comme beaucoup de mes collègues, je ne comprends pas le manque de considération des institutions de santé envers cette solution. »

(Dr Gérard Campagne – Lors du colloque Tabaquit, 2020)

« Quand souffle le vent du changement, certains construisent des murs, d'autres des moulins. »

(Proverbe chinois – Date et lieu peu précis…)

Le 4 janvier 2022, le Haut Conseil de la santé publique (HCSP*) saisi par la Direction générale de la santé (DGS), livrait un avis sur la cigarette électronique[1] déclenchant les foudres de certains professionnels de santé et du secteur de la vape[2]. Le scandale fut tel que le HCSP* se vit reprocher « une position antivape avec des arguments antivax » dans une tribune publiée dans *Le Monde* cosignée par 16 médecins spécialistes, dont le président de SOS Addictions, le président du Collège universitaire national des enseignants d'addictologie (Cunea), le secrétaire général de la Fédération européenne d'addictologie, le secrétaire général du Réseau des établissements de santé pour la prévention des addictions (Respadd), ou encore de nombreux chefs de service hospitaliers[3]. Cette tribune s'insurgeait contre le refus du HCSP* de recommander l'usage de la vape contre l'addiction au tabac. Elle confortait une autre tribune publiée quelques semaines plus tôt par le président de la Fédération française d'addictologie et le président d'Addictologies France, déplorant l'intransigeance et la position contre-révolutionnaire du HCSP* sur ce sujet[4]. Dans la foulée de la publication de l'avis contesté du HCSP*, le professeur

---

[1] HCSP, « Avis relatif aux bénéfices-risques de la cigarette électronique », 22 février 2016 (www.hcsp.fr/explore.cgi/avisrapportsdomaine?clefr=1138).

[2] « Vape » est un terme synonyme de « vapotage », plus moderne que ce dernier et souvent plus simple d'usage car identique au terme anglais et donc d'usage international.

[3] Couraud, Sébastien et Rolland, Benjamin, « "Sur la cigarette électronique, le Haut Conseil de la santé publique a une position 'antivape' avec des arguments 'antivax'." », *Le Monde*, 4 mars 2022 (www.lemonde.fr/idees/article/2022/03/04/sur-la-cigarette-electronique-le-haut-conseil-de-la-sante-publique-a-une-position-antivape-avec-des-arguments-antivax_6116192_3232.html).

[4] Basset, Bernard et Benyamina, Amine, « "Vapoter est une aide précieuse, voire déterminante, pour quitter le tabac." », *Le Monde*, 27 janvier 2002 (www.lemonde.fr/idees/article/2022/01/27/vapoter-est-une-aide-precieuse-voire-determinante-pour-quitter-le-tabac_6111274_3232.html).

Alla, qui pilotait le groupe de travail à l'origine de ce document, démissionnait et dénonçait publiquement le manque de moyen du Haut Conseil, notamment pour mener cette expertise sur la cigarette électronique[5]. Cette démission et sa motivation amplifièrent et confirmèrent les doutes des spécialistes sur la qualité du travail mené par le HCSP* sur la cigarette électronique. Les médias, eux en revanche, se sont peu interrogés. Ils ont largement diffusé l'avis du HCSP*, souvent en notant dans leurs titres le revirement de cette institution depuis son précédent avis de 2016, donnant ainsi un caractère anxiogène à cette information, comme peuvent l'être les rappels de produits alimentaires ou les alertes sur les médicaments. Faisant fi des réactions critiques des addictologues, cancérologues et autres praticiens de santé, le ministère de la Santé édictait en octobre 2022 des recommandations en matière de vapotage directement inspirées de ce rapport du HCSP*[6].

Cette polémique incarne parfaitement les débats publics qui portent sur la vape. On y retrouve les ingrédients les plus récurrents : des données scientifiques et de terrain passées sous silence ou dévoyées par une poignée d'antivapes bien introduits dans les cercles du pouvoir et qui entretiennent un doute artificiel bénéficiant d'un relais médiatique disproportionné.

---

[5] Moschetti, Julien, « Pr François Alla : "J'ai démissionné du Haut Conseil de la santé publique car les experts n'ont pas joué leur rôle durant la crise sanitaire." », *Le Quotidien du médecin*, 24 janvier 2022 (www.lequotidiendumedecin.fr/actus-medicales/politique-de-sante/pr-francois-alla-jai-demissionne-du-haut-conseil-de-la-sante-publique-car-les-experts-nont-pas-joue).

[6] Ministère de la Santé et de la Prévention, « Recommandations concernant l'usage des produits de vapotage / cigarette électronique », 5 octobre 2022 (https://solidarites-sante.gouv.fr/prevention-en-sante/addictions/produits-de-vapotage-cigarette-electronique/article/recommandations-concernant-l-usage-des-produits-de-vapotage-cigarette).

Alors que la question est globalement tranchée dans le monde médical, où la vape n'inquiète plus guère et est même considérée positivement, les positions antivapes trouvent un écho considérable auprès des autorités politiques, malgré quelques exceptions. Effectivement, depuis près de dix ans au Royaume-Uni, les pouvoirs publics font la promotion de la cigarette électronique pour lutter contre le tabagisme. La Nouvelle-Zélande est une autre exception notable. En 2021, ce pays a décidé d'éradiquer le tabagisme pour la prochaine génération. L'une de ses mesures phares a rencontré un écho mondial : l'interdiction de la vente de cigarettes à ceux nés après 2008, même une fois majeurs. Une autre mesure a été passée sous silence : la valorisation du vapotage. Après avoir été prohibitionniste, la Nouvelle-Zélande, reconnaissait en 2021 le « consensus scientifique[7] » sur la faiblesse des risques liés à la vape et la probable efficacité en termes de sevrage tabagique. Dans la foulée, le pays autorisait les vendeurs de produits du vapotage à écrire des messages dans leurs magasins ou sur leur site internet indiquant que passer au vapotage réduit les risques associés au tabagisme[8]. Ailleurs, la frilosité des autorités publiques se traduit par un continuum de mesures allant de l'absence d'incitation à recourir à la vape pour lutter contre le tabagisme jusqu'à l'interdiction de la vape. En longeant ce continuum, on croise une multiplicité de mesures intermédiaires de découragement de la consommation, telles les

---

[7] Ministère de la Santé néo-zélandais, « *Supporting smokers to switch to significantly less harmful alternatives, Regulatory Impact Statement* », 7 janvier 2019 (www.health.govt.nz/system/files/documents/information-release/ris-support-smokers-to-switch-to-alternatives-jan-2019.pdf).

[8] Gouvernement néo-zélandais, « *Smokefree Environments and Regulated Products Regulations 2021/204* », 9 août 2021 (www.legislation.govt.nz/regulation/public/2021/0204/latest/whole.html#LMS525157).

velléités de l'Union européenne de plusieurs États d'interdire les arômes dans les liquides destinés à être vapotés ou celles d'augmenter les taxes sur la vape pour les aligner sur celles des cigarettes. De fait, depuis son invention, les menaces n'ont jamais cessé de planer sur la vape et il n'est pas rare qu'elles se concrétisent. En France en particulier, un changement doctrinaire majeur semble enclenché. L'avis du HCSP et les recommandations ministérielles et injonctions aux médecins qui s'en sont suivies font peu à peu basculer la France d'une position neutre (c'est-à-dire ne pas décourager le vapotage mais ne pas le promouvoir) à une position antivape où l'on déconseille son usage. Or, ne serait-ce qu'en s'opposant à la promotion de la vape utile, les antivapes mettent en péril la santé de millions de personnes[9].

Interroger la sécurité d'un produit et chercher à en limiter les risques est légitime et nécessaire. Qui remettrait aujourd'hui en question l'obligation du port du casque à moto ou les normes de conservation des aliments ? Lorsqu'il s'agit d'un nouveau produit sur le marché, comme l'a été la vape, la prudence est d'autant plus nécessaire. En revanche, il est anormal que la vape continue d'être soupçonnée du pire malgré l'existence d'un recul d'une dizaine d'années et la multiplication des données n'établissant pas de risque significatif, notamment en comparaison avec la cigarette classique. Plus de 6 000 articles scientifiques sont parus sur la vape, ces dernières années, comme le rappelait le professeur Alla au moment de sa démission du HCSP*. Presque tous livrent des résultats rassurants sur la vape. Ils montrent même que la vape a ceci de

---

[9] Levy, David T., Borland, Ron, Lindblom, Eric N., *et al.*, « *Potential deaths averted in USA by replacing cigarettes with e-cigarettes* », *Tobacco Control*, vol. 27, numéro n° 1, 2018, p. 18-25 (https://tobaccocontrol.bmj.com/content/27/1/18).

particulier par rapport à d'autres produits innovants, qu'elle pourrait être promue comme un produit d'intérêt général. Nous avons fait partie des pionniers de la vape ; depuis plus de dix ans, nous sommes acteurs de ce secteur. Nous avons participé à d'innombrables comités, réunions, consultations avec les autorités publiques. Personnellement et à travers des structures collectives, nous avons poussé l'encadrement réglementaire et la normalisation technique de la vape. Nous avons vu évoluer les usages, les techniques et le marché de la vape. Nous avons été témoins de la multiplication des données scientifiques universitaires à travers le monde. De notre côté, nous avons développé un centre d'expertise reconnu sur la vape. Animé par des doctorants et des chercheurs, il est doté d'un parc analytique, de robots vapoteurs, d'incubateurs cellulaires, etc. Nous entretenons des relations avec des dizaines d'addictologues. En somme, nous avons la prétention de connaître la vape sur le bout des doigts. Et pourtant, comme de nombreux vapoteurs et professionnels de santé, nous ne comprenions pas pourquoi la vape restait découragée, voire vilipendée. C'est ce qui a motivé ce livre : il ne s'agit pas de faire la promotion de la vape ni de notre entreprise, mais de prendre du recul pour comprendre cette opposition qui nous semblait incompréhensible. Nous avons voulu décaler le regard : plutôt que d'encenser la vape, nous nous sommes focalisés sur l'opposition à la vape pour la comprendre. Comprendre pour aider les éventuels vapoteurs à faire les bons choix, pour aider les professionnels à adopter les bonnes pratiques, pour aider les décideurs politiques à prendre des décisions éclairées. Être parvenus à comprendre nous conduit à dénoncer les antivapes – toute une galaxie regroupant des acteurs associatifs, politiques et médiatiques avant tout portés par leurs intérêts personnels ou un programme idéologique caché, dont Machiavel n'aurait pas renié les chausse-trappes et faux-semblants.

Ce livre est le fruit d'une dizaine d'années d'expérience comme acteurs de la vape, mais aussi de près de deux ans de recherches spécifiques. Il ne s'agit pas d'un livre d'humeur ; nous nous sommes efforcés de procéder comme l'auraient fait des universitaires : toutes les données, tous les faits, tous les événements auxquels nous faisons référence sont sourcés. Toutes les analyses auxquelles nous nous livrons s'appuient sur des travaux scientifiques, issus bien sûr de la médecine et de la santé publique mais également, et surtout, de la sociologie, de la psychologie et de la science politique. Si bien que les logiques que nous mettons à jour dans ce livre pourraient être généralisées à d'autres activités avec lesquelles la vape partage des variables, notamment la disruption en santé publique.

INTRODUCTION
La revolution vapologique

Avant d'entrer dans le vif du sujet, les antivapes, il nous faut revenir en guise d'introduction sur quelques fondamentaux que les spécialistes pourront passer et que les néophytes pourront approfondir à travers la lecture des nombreux sites internet, rapports publics et livres consacrés à la vape. Qu'est-ce que la vape ? Comment est-elle encadrée ? Quels sont ses effets sur la santé ? Qui est derrière la vape ?

La vape

Breveté aux États-Unis en 1965 par l'Américain Herbert A. Gilbert, mais jamais exploité, le concept de cigarette électronique voit réellement le jour, quarante ans plus tard. C'est un pharmacien chinois du nom de Hon Lik qui, voyant la santé de son père atteint d'un cancer du poumon se dégrader, a eu l'idée d'élaborer le tout premier modèle de cigarette électronique de l'histoire. Il faudra attendre 2006 avant qu'un système plus efficace de vaporisation par chauffe d'une résistance soit universellement adopté. C'est en 2010 que cet objet fait son apparition en France, troisième marché de la vape après les États-Unis et le Royaume-Uni. Quelques personnes s'en emparent et finissent par se passionner pour son usage. Même si le brevet original est aujourd'hui entre les mains d'une société britannique de l'industrie du tabac, d'autres modèles plus performants, produits par des fabricants totalement indépendants de cette industrie, sont apparus sur le marché.

L'outil et la pratique sont souvent rassemblés sous le même terme : la vape. Or, idéalement, on devrait différencier la pratique du vapotage (« la vape ») et l'outil qui permet cette pratique (« une vape »). L'amalgame entre l'outil et la pratique est inhérent à la vape puisque c'est l'invention du vaporisateur personnel qui a permis l'émergence de la pratique. Cette confusion offre un avant-goût des réflexions contenues dans ce livre car elle alimente les discours et les arguments approximatifs des antivapes : une cigarette électronique explose ? C'est toute la pratique qui est remise en cause ; un produit frelaté consommé via un vaporisateur personnel tue des jeunes américains ? Cela devient : « La vape tue. » Pour ajouter à la confusion, en France, il existe plusieurs termes communs pour qualifier l'outil : une vape, une e-cigarette, une cigarette électronique, un dispositif électronique de vapotage, un ENDS* (Œlectronic Nicotine Device System), une vapote, une vapoteuse, une vaporette, un vaporisateur personnel, un aérosol, un inhalateur… Quel que soit le nom qu'on lui donne, on fait en réalité référence à un même dispositif dont la particularité est de produire non pas de la fumée, mais de la vapeur. De plus en plus de professionnels encouragent toutefois l'abandon du terme « e-cigarette » afin de favoriser l'utilisation d'un nom plus positif et représentatif : la vape. Au final, peu importe le nom, l'objectif est surtout de différencier l'acte de vapoter (ou vaper) de celui de fumer. Pour comprendre comment un « e-liquide » se transforme en vapeur dans une cigarette électronique, il faut avant tout savoir que ce changement d'état s'opère dans la partie haute du matériel, au niveau du « clearomiseur »[10] constitué d'un réservoir et d'un dispositif de chauffe. En remplissant son vaporisateur personnel, l'utilisateur alimente un réservoir dans lequel un liquide se tient au contact d'une mèche qu'il va imbiber. Cette mèche est, elle-même, au contact direct d'une résistance électrique. Dès lors que l'utilisateur active son dispositif de vapotage en appuyant sur le bouton ou en aspirant, la résistance se met à chauffer. Cette action a pour effet de transformer en gaz le liquide présent dans la mèche. C'est ce que l'on appelle la vaporisation. Le vapoteur aspire alors une vapeur constituée de fines gouttelettes et de gaz.

Une cigarette classique contient du tabac et de nombreux additifs dont la combustion provoque des maladies graves, notamment toute une série de cancers. La fumée de cigarette contient effectivement différentes substances particulièrement nocives (ammoniac, acétone, goudrons, mercure, monoxyde de carbone, plomb, etc.). Les liquides destinés à la vape sont plus simples. Ils sont constitués de glycérine végétale (VG). Elle se vaporise à basse température et est utilisée depuis de nombreuses années dans le domaine du spectacle pour créer de la fumée. La VG complète un autre composant clé de la vape : le propylène glycol (PG). Il a la particularité de se vaporiser facilement à faible température. La VG est principalement destinée à produire de la vapeur alors que le PG vise plutôt à favoriser la restitution des saveurs et le « *hit* » (contraction du pharynx recherchée par le fumeur) lors du passage de la vapeur.

[10] Mot issu de l'association des mots anglais « *Clear* » (« transparent ») et « *Atomizer* » (« atomiseur ») ; soit un atomiseur où l'on peut voir le niveau d'e-liquide grâce à sa transparence.

Ces deux composants seront mixés à partir de des taux différents, selon que l'on cherche à produire plus de pseudo fumée ou de *hit*. Ils sont tous deux d'usage courant comme agents émulsifiants, lubrifiants, stabilisants ou hydratants dans les cosmétiques, l'agroalimentaire ou encore le secteur médical (sirops, crèmes hydratantes, dentifrices, bains de bouche, médicaments inhalés, etc.). PG et VG ont une température de vaporisation basse, ce qui fait d'eux des supports adaptés pour transporter les arômes et la nicotine. Les arômes justement sont le troisième composant des e-liquides. Ils peuvent être de synthèse ou naturels ; ce sont eux qui donnent le goût et l'odeur de la vape. Une grande partie des arômes utilisée pour la fabrication des e-liquides a été développée pour l'industrie agroalimentaire et n'a donc pas été pensée pour l'inhalation. Le système respiratoire n'étant pas doté des enzymes puissantes et des voies métaboliques de détoxification présentes dans le système digestif, il est indispensable de respecter les réglementations et de contrôler la composition des arômes afin d'assurer une pleine compatibilité avec la pratique du vapotage.

Enfin, les e-liquides peuvent contenir un dernier élément : de la nicotine. Il existe des e-liquides sans nicotine mais cela reste une consommation marginale. La nicotine est de très loin le composant le plus polémique de la vape et celui qui lui vaut une bonne partie de ses ennuis, à tort. La nicotine est une molécule de la famille des alcaloïdes. Présente naturellement dans certains végétaux, la nicotine permet à la plante qui la produit de se défendre contre différentes formes d'agression. La plante de tabac, *Nicotiana tabacum*, fait partie de ces végétaux mais on trouve également de la nicotine dans les pommes de terre, les tomates ou les aubergines. Comme bon nombre de molécules, telles que la caféine ou d'autres contenues dans la muscade, les piments ou encore l'ibuprofène, la nicotine est toxique à forte concentration. Dans les cigarettes à combustion, la nicotine n'est pas dangereuse en soi, car sa concentration est trop faible. De plus la nicotine n'est pas cancérogène, comme le dit très clairement le Centre international de recherche sur le cancer (Circ) de l'Organisation mondiale de la santé (OMS) et contrairement à ce que croient 80 % des Français, selon un sondage conduit par BVA pour l'association Sovape[11]. La nicotine aurait même des vertus pour la santé. Elle est par exemple testée comme outil contre la maladie de Parkinson dans de très nombreuses recherches médicales[12]. Toutefois, la nicotine est au cœur de l'addiction des fumeurs car elle contribue à la libération de dopamine – la molécule qui produit la majorité des sensations de plaisir chez les humains. La nicotine n'est donc pas cancérogène mais elle participe, sous sa forme de délivrance par les cigarettes (cf. chapitre 2), à l'addiction à ces produits dont d'autres composants sont, eux, nocifs. C'est pourquoi l'industrie pharmaceutique la délivre différemment et l'utilise comme base de ses substituts à la cigarette ; par exemple, dans les patchs ou les gommes à mâcher. Le Circ est à nouveau très explicite : « La nicotine, aux doses présentes dans les produits tels que le traitement nicotinique de substitution (TNS*), peut progressivement remplacer le besoin de nicotine chez les fumeurs de cigarettes tout en limitant l'exposition des consommateurs aux agents cancérogènes et autres substances toxiques contenues dans la

---

[11] Sovape/BVA, « Sondage sur le vapotage », septembre 2019 (www.sovape.fr/wp-content/uploads/2019/10/Rapport-BVA-SOVAPE-Complet.pdf).

[12] Han, Seunggu et Nordqvist, Joseph, « *Can dietary nicotine help fight Parkinson's disease?* », *Medical News Today*, 27 février 2019 (www.medicalnewstoday.com/articles/260354#what-is-parkinsons-disease).

fumée de tabac[13]. » Dans la vape, la nicotine joue un rôle similaire et sa concentration est réglementée afin de garantir la sécurité.

Le cadre reglementaire de la vape

Si, dans le monde, les réglementations concernant la vape sont très variables, en Europe et notamment en France, la vape est strictement et précisément encadrée. La TPD, ou Tobacco Products Directive (Directive sur les produits du tabac 2014/40/UE) est un acte législatif élaboré par l'Union européenne (UE), en 2014. Cette réglementation européenne encadre le processus de commercialisation des produits du tabac, de leur fabrication jusqu'à leur commercialisation. Les produits considérés connexes, comme la cigarette électronique, les e-liquides et les plantes à fumer, sont aussi concernés par cette réglementation. Cette directive impose aux fabricants d'e-liquides de nombreuses obligations combinées aux règles d'encadrement de l'utilisation des substances chimiques (règlement européen 1907/2006, dit REACH). Il peut exister quelques nuances selon les pays car certaines dispositions requièrent une transposition qui appartient aux décideurs nationaux. Néanmoins, les États ne peuvent pas adopter des règles plus souples que celles prévues par la directive. En revanche, ils peuvent adopter des dispositions plus strictes. La Finlande, l'Estonie et la Hongrie, par exemple, ont interdit les arômes dans la vape. En France, la vape est principalement

---

[13] Centre international de recherche sur le cancer (OMS), « Le Code européen contre le cancer : 12 façons de réduire votre risque de cancer » (https://cancer-code-europe.iarc.fr/index.php/fr/12-facons/tabac/1164-la-nicotine-provoque-t-elle-le-cancer).

encadrée par cette directive, par les articles L3513-1 à L3513-6 du Code de la santé publique et complétés par l'arrêté du 19 mai 2016 relatif aux produits du vapotage contenant de la nicotine. En substance, la réglementation en vigueur oblige à notifier à l'autorité compétente chaque produit, six mois avant sa mise sur le marché. En France, cette notification est faite via un portail électronique européen (EU-CEG) dont le contrôleur français est l'Agence nationale de sécurité sanitaire de l'alimentation, de l'environnement et du travail (Anses*). Ce dossier porte notamment sur les responsables de cette mise sur le marché, sur la composition, les émissions, les données toxicologiques des ingrédients et des émissions, les composants et le processus de fabrication du produit. Par ailleurs, la réglementation générale interdit certains additifs. Elle précise les méthodes d'analyse pour déterminer la teneur en nicotine. Elle oblige les fabricants et importateurs de produits du vapotage à déclarer les données de leurs ventes annuelles par marque et par type. Elle leur demande aussi de mettre en place un système de collecte d'informations sur tous les effets indésirables présumés de ces produits sur la santé humaine. Elle interdit aux emballages de suggérer que le produit est moins nocif que d'autres, ou vise à réduire l'effet de certains composants nocifs de la fumée, ou encore présente une quelconque propriété positive. Elle interdit la publicité, le sponsoring et la vente aux mineurs. Elle oblige également à informer les consommateurs des potentiels risques liés à la consommation et à l'utilisation de produits nicotinés à partir de plusieurs avertissements sanitaires. Elle limite le volume des flacons contenant de la nicotine à 10 millilitres, le volume des réservoirs ou des cartouches préremplis à 2 millilitres et la concentration de nicotine à 20 milligrammes par millilitre.

On pourrait développer encore longtemps la réglementation encadrant la vape mais, on l'aura compris, en Europe, et tout particulièrement en France, la vape est un produit strictement encadré, et depuis relativement longtemps. Notons tout de même encore que la France fut le premier pays à avoir constitué des référentiels techniques officiels renforçant le contrôle de la fabrication et les analyses de ces produits. Il s'agit des normes XP-D90-300, partie 1 pour les vaporisateurs, partie 2 pour les e-liquides et partie 3 pour les analyses des émissions de ces produits. Ces normes d'application volontaires ont été publiées par l'Association française de normalisation (Afnor*) dès 2015. Pour preuve de l'état d'esprit du secteur de la vape, il est à noter qu'elles ont été développées à l'initiative de représentants de consommateurs et d'acteurs économiques (dont nous), afin de sécuriser encore plus les produits de la vape que ce qui est prévu par la loi.

D'une manière générale, l'encadrement de la vape est très différent à travers le monde et parfois même au sein d'un même pays, comme aux États-Unis où, malgré une tendance à l'harmonisation, longtemps certains États ont interdit la vente au moins de dix-huit ans, d'autres aux moins de vingt et un ans ; certains restreignent la publicité, d'autres non ; certains interdisent la vape dans les voitures, d'autres nulle part ; certains encadrent le packaging, d'autres non, etc.[14] La diversité des réglementations est du pain béni pour les antivapes : elle leur permet d'effectuer facilement des amalgames. Dès lors qu'un problème survient en lien plus ou moins direct avec la vape, c'est l'ensemble de la pratique qu'ils mettent en

---

[14] Public Health Law Center, « *U.S. E-Cigarette Regulation: A 50-State Review* », juin 2022 (www.publichealthlawcenter.org/sites/default/files/inline-files/ECigarette-Legal-Landscape-June15-2022.pdf).

accusation, alors que ce problème est un épiphénomène qui n'aurait pas pu survenir ailleurs en raison des réglementations. C'est peu ou prou ce qui s'est passé lors de la crise Evali*.

LA VAPE ET LES JEUNES

E-cigarette or Vaping Use-associated Lung Injury (Evali*) est le nom qui a été donné par l'agence américaine de contrôle des maladies (Centers for Disease Control and Prevention, ou CDC) à une série de lésions pulmonaires (aussi appelées Pneumopathie associée au vapotage, ou PAV) ayant affecté près de 3 000 Américains et conduit au décès de 68 d'entre eux, pour l'essentiel à la fin de l'année 2019[15]. C'est de très loin la plus grave crise qu'a rencontrée la vape. Elle a connu une couverture médiatique exceptionnelle et a subi sa plus grande vague de désinformation, jusqu'à conduire l'administration Trump à envisager l'interdiction pure et simple de la vape. Pourtant, cette crise n'est pas directement liée au vapotage. Le CDC, les antivapes et la plus grande partie des médias ont entretenu l'amalgame entre la vape et ces lésions – le nom donné à la pathologie en témoigne. Or, les personnes affectées ne l'ont pas été parce qu'elles vapaient mais parce qu'elles consommaient des produits interdits et dangereux avec des dispositifs destinés à la vape. Précisément, les personnes touchées avaient inhalé de l'huile de cannabis (THC) contrefaite vendue au marché noir et contenant de l'acétate de vitamine E, à l'origine des lésions pulmonaires. Elles n'ont donc pas été touchées parce qu'elles ont vapé mais parce

[15] CDC, « *Outbreak of Lung Injury Associated with the Use of E-Cigarette, or Vaping, Products* », 25 février 2020 (www.cdc.gov/tobacco/basic_information/e-cigarettes/severe-lung-disease.html).

qu'elles ont détourné des dispositifs destinés à la vape. Pourtant, à travers cette crise, c'est l'ensemble de la vape qui a été remise en cause et pas seulement aux États-Unis, mais dans le monde entier, y compris là où la consommation de THC est interdite sous toutes ses formes. Aussi tragique cette affaire soit-elle, ses effets politiques paraissent exagérés. Le premier chapitre de ce livre explique en détail comment les antivapes procèdent pour créer un doute excessif à partir d'événements circonscrits et parfois fictifs. Pour aller vite, l'une des raisons de l'ampleur prise par cette crise Evali* est le lien direct qui a pu être établi avec la jeunesse. En effet, la majorité des cas concernait de jeunes adultes et 15 % étaient mineurs.

Le rapport entre vape et jeunes est ce qui est le plus souvent mis en avant pour discréditer la vape. Certains des groupes antivapes les plus puissants se sont d'ailleurs constitués autour de cet unique sujet et dénoncent une « épidémie » de vape chez les jeunes. Si l'on peut débattre de la notion d'épidémie, il est vrai que le nombre d'adolescents vapoteurs a connu une augmentation brutale et inquiétante aux premiers temps de la vape – en gros, jusqu'au milieu des années 2010. Les interdictions de vente aux mineurs prises dans de nombreux pays ont permis de contrôler ce phénomène. Aujourd'hui, comme le notent des chercheurs de l'Observatoire français des drogues et des tendances addictives (OFDT*) et de l'Institut national de la santé et de la recherche médicale (Inserm*), bien que l'expérimentation se soit diffusée chez les adolescents, « la pratique quotidienne de l'e-cigarette reste extrêmement rare », en France comme ailleurs et notamment chez les jeunes[16]. Le

[16] Chyderiotis, Sandra, Le Nézet, Olivier, Janssen, Éric, *et al.*, « L'usage de la cigarette électronique chez les adolescents en France : où en sommes-nous ? », *Actualité et dossier en santé publique*, n° 108, 2019/09, p. 8-13.

phénomène est contenu et l'énorme majorité des vapoteurs est constituée par des adultes anciens fumeurs. Il faut toutefois rester vigilant, d'abord en veillant à l'application de la loi interdisant la vente aux mineurs et en veillant à ce qu'ils ne soient pas la cible d'un marketing spécifique de la part d'entreprises peu scrupuleuses qui les inciteraient à tenter de se procurer leurs produits par tous les moyens. JUUL, dont il sera question plus loin, a ainsi construit sa réputation sur un marketing offensif auprès des jeunes. Les dispositifs dits « puff », c'est-à-dire des cigarettes jetables, apparus récemment sur le marché ont, eux, repris des codes ciblant spécifiquement les jeunes.

Le vapotage des jeunes est une préoccupation légitime. Il ne faut pas nier qu'il existe quelques entreprises scélérates qui agissent de façon isolée et qui ne respectent ni les principes adoptés par les structures collectives représentant la filière, ni même les lois. C'est le lot de tout secteur, et même, au fond, de toute activité collective. Malheureusement, cet enjeu crucial de la jeunesse est très souvent instrumentalisé par les opposants à la vape pour alimenter les peurs de manière fallacieuse. Le sujet le plus récurrent qu'ils mettent en avant est celui de « l'effet passerelle ». L'effet passerelle est une théorie selon laquelle les non-fumeurs, donc plutôt les jeunes, notamment les mineurs, commenceraient à fumer après avoir vapé. Cette théorie, ainsi que le principe de précaution qui y est associé, sert à justifier l'absence de promotion de la vape par les autorités de santé et, au contraire, l'instauration de mesures de restriction à l'encontre de la vape. L'argument principal des défenseurs de ce concept tient au fait que la vape entretiendrait la dépendance à la nicotine et favoriserait l'entrée des plus jeunes dans le tabagisme. Les adolescents non fumeurs qui testent la vape (la cigarette électronique, selon la terminologie antivape) seraient donc plus susceptibles de franchir le pas du tabagisme (de la cigarette combustible) par rapport à ceux qui n'ont jamais essayé la vape. Pourtant, à ce jour, aucune étude ne prouve l'existence de ce fameux effet passerelle selon lequel des jeunes non prédisposés à fumer y auraient été conduits par l'expérimentation préalable de la vape. Plusieurs études montrent à l'inverse que l'effet passerelle de la cigarette électronique vers la cigarette à combustion n'existe pas. En réalité, c'est même l'exact opposé. Un article scientifique du professeur Dautzenberg concluait ainsi, dès 2017, que « les données [en France, au Royaume-Uni et aux États-Unis] sont compatibles avec un effet de compétition et ne sont pas compatibles avec un effet passerelle[17] ». C'est-à-dire que la vape entre « en compétition » avec le tabagisme et gagne la partie en raison de la différence de coût, d'image, de plaisir et de risques. Empiriquement, on constate que dans les pays où la vape se démocratise, comme au Royaume-Uni, une chute significative du taux de tabagisme chez les adolescents est observée. Dans les pays imposant une stricte réglementation des produits de la vape, le tabagisme chez les adolescents décroît moins nettement. Ce type de résultats a été maintes fois confirmé dans des articles scientifiques, tel celui publié par une équipe de chercheurs menée par le professeur Stéphane Legleye, spécialiste en épidémiologie à l'Inserm*[18], ou des études

---

[17] Dautzenberg, Bertrand, « *The use of e-cigarettes in adolescents: public health consequences* », *Tobacco Prevention and Cessation*, vol. 3, supplément de mai, n° 98, 2017 (doi:10.18332/tpc/71164).

[18] Legleye, Stéphane, Aubin, Henri-Jean, Falissard, Bruno, Beck, François et Spilka, Stanislas, « *Experimenting first with e-cigarettes versus first with cigarettes and transition to daily cigarette use among adolescents: the crucial effect of age at first experiment* », *Addiction*, vol. 116, n° 6, juin 2021, p. 1521-1531, initialement publié le 17 novembre 2020 (https://doi.org/10.1111/add.15330).

commanditées par des autorités de santé, comme celle de Public Health England*, en 2020[19]. Les sources allant en ce sens sont trop nombreuses pour être énumérées ici, mais le lecteur consciencieux pourra se référer à celles que nous venons de citer pour y trouver une revue de la littérature sur le sujet.

Pourquoi les antivapes entretiennent-ils ce mythe d'un effet passerelle massif ? Nous approfondirons plus loin mais, en résumé, avancer que la jeunesse est menacée permet de dramatiser un sujet, d'exacerber les peurs et de gagner l'attention des médias et des décideurs politiques. Corollaire de la théorie de l'effet passerelle, les antivapes demandent l'interdiction des arômes dans les e-liquides, en Europe, aux États-Unis et un peu partout dans le monde. L'utilisation d'arômes fruités et gourmands est ainsi accusée d'inciter les plus jeunes à tester la vape. Cela a conduit à des situations ubuesques, comme en Irlande où l'on a discuté l'interdiction des arômes avant même d'interdire la vente des produits de vapotage aux mineurs. Dans ce cas aussi, les postures plus idéologiques que scientifiques des antivapes semblent contreproductives dans la lutte contre le tabagisme. En effet, alors que la croisade anti-arôme est peu étayée par des preuves, les données montrent que l'une des raisons de l'efficacité de la vape comme produit de substitution pour les fumeurs repose sur la disponibilité d'une multiplicité d'arômes, y compris fruités. Ce faisant, les antivapes font clairement le jeu des cigarettiers. Nous développerons amplement ce sujet dans le chapitre 3.

---

[19] McNeill, Ann, Brose, Leonie, Calder, Robert, Bauld, Lind et Robson, Debbie, « *Vaping in England: an evidence update including metal health and pregnancy* », commandité par Public Health England, mars 2020.

Cette focale mise sur la jeunesse par la majorité des antivapes alimente une guerre fratricide violente au sein du monde de la santé publique et de la lutte contre le tabagisme. Dans un camp, on trouve les membres de la Tobacco Control Community qui s'opposent au développement de la vape, et dans l'autre, ceux de la Harm Reduction Community, qui promeuvent le recours à la vape. En France et ailleurs, le noyau de la « communauté de la lutte contre le tabac » est constitué d'acteurs décidant des politiques de santé publique, notamment institutions et associations. La « communauté de la réduction des risques » (RdR) est, quant à elle, principalement constituée de professionnels de santé confrontés au tabagisme – tabacologues, addictologues, médecins généralistes ou spécialistes, assistants sociaux, etc. Les premiers reprochent aux seconds de sacrifier les jeunes au profit de leurs aînés fumeurs. Les seconds reprochent aux premiers de focaliser l'attention sur les jeunes et de faire adopter des politiques antivapes au détriment des fumeurs adultes avérés qui peuvent sortir du tabagisme grâce à la vape. Qui a raison ? Vu l'état actuel des preuves, cette opposition ne relève plus du débat scientifique mais, comme ce livre le montrera, d'un conflit idéologique. Prôner le laisser-faire, ce serait permettre l'accès à un produit qui n'est pas anodin à des personnes qui ne sont pas toujours capables d'évaluer toute la portée de leurs choix. La vape doit rester un produit réglementé et soumis à des normes strictes de sécurité. En revanche, vouloir éradiquer la vape et interdire sa promotion auprès de catégories spécifiques de la population, c'est contribuer, volontairement ou non, au maintien du tabagisme. En réalité, les décideurs des politiques de santé publique devraient considérer sans dogmatisme aucun, les positions et les arguments des deux camps. On pourrait croire que c'est une évidence, loin s'en faut. Certains décideurs suppriment d'emblée la réduction des risques du champ des possibles. Par exemple, au moment de proposer une évolution des règles applicables à la vape, la Commission européenne a explicitement demandé au comité scientifique (Scheer*) chargé d'évaluer la cigarette électronique d'écarter toute réflexion en termes de réduction des risques. Il lui a été demandé de se focaliser uniquement sur les effets de la cigarette électronique sur la santé des non-fumeurs, à l'exclusion de toute analyse d'impact sur les fumeurs. Le comité l'a rappelé lui-même à de nombreuses reprises, comme pour se protéger des critiques[20]. S'interroger sur les bénéfices de l'utilisation d'un produit en comparaison des risques engendrés, c'est pourtant la logique que l'industrie pharmaceutique applique à l'ensemble de ses produits avec le soutien de l'OMS et de toutes les autorités de santé.

Prendre en compte la réduction des risques et évaluer avec sincérité les bénéfices et les risques associés à la vape conduirait nécessairement à une politique de lutte contre le tabagisme plus subtile et plus efficace que celle qui prédomine actuellement. Malheureusement, comme nous le développerons dans le chapitre 5, le message porté par la communauté de la RdR est moins audible politiquement que ne l'est celui de la communauté de la lutte contre le tabac qui joue sur les peurs liées à la santé.

---

[20] Commission européenne, « *Scientific Committee on Health, Environmental and Emerging Risks (Scheer): Opinion on electronic cigarettes* », 16 avril 2021. Voir tout particulièrement les réponses du comité à la consultation publique : Commission européenne, « *Results of the public consultation on SCHEER's preliminary opinion SCHEER's preliminary Opinion on electronic cigarettes* » (https://health.ec.europa.eu/system/files/2021-12/followup_cons_ecigarettes_en.pdf).

La vape et la santé

Le rapport entre vape et santé est ambivalent, ce livre y reviendra souvent, et les très nombreux rapports publics et articles scientifiques cités permettront à ceux qui le souhaitent d'approfondir ce point. Soyons clairs, la vape peut avoir un impact positif sur la santé des fumeurs, mais la vape n'est pas sans risque ; comme, au fond, tout produit de consommation, voire toute pratique humaine, de la consommation de café à la pratique du sport, en passant par les jeux vidéo. Dans la mesure où la vape émet des substances qui entrent directement dans le corps, elle est moins anodine que d'autres produits et inquiète naturellement plus que d'autres pratiques.

Les risques associés à la vape sont de deux types. Ils peuvent soit concerner la sécurité, soit être liés à la santé. Concernant la sécurité, il est arrivé que des accus (les piles qui permettent aux vapoteuses de fonctionner) subissent des courts-circuits et se mettent en chauffe de façon inopinée, puis aboutissent à un dégazage inflammable. Quelques cas, qui se comptent sur les doigts des mains, ont conduit à des décès. Les cas, même sans décès, sont rares à l'échelle mondiale mais ils sont spectaculaires, donc surmédiatisés, comme l'a souligné un rapport produit pour l'Anses*[21]. Notre chapitre 4 analysera en détail les ressorts pervers de la médiatisation de la vape. Quoi qu'il en soit, ici, le problème principal a été identifié et est facile à résoudre moyennant quelques précautions, comme ne pas transporter les accus en dehors de leur emballage, éviter de les mettre en contact avec d'autres objets métalliques lors de leur

[21] Torny, Didier et Guillaume, Yon, « Fabriquer un marché en situation controversée : dispositifs, lieux et pratiques du vapotage », rapport Armines, 2020, p. 78.

transport, se garder d'utiliser des dispositifs non sécurisés et, plus important encore, ne pas recourir à des accus de contrefaçon[22].

Même si des craintes ont pu exister à propos de la sécurité du matériel, ce sont principalement les effets de la vape sur la santé qui provoquent des inquiétudes. Par exemple, on sait que le surdosage nicotinique peut se traduire par plusieurs symptômes : maux de tête, vertiges, insomnies, augmentation du rythme cardiaque, nausées, diarrhées. Mais, surtout, si l'on en croit les antivapes, la vape dégagerait quantité de substances nocives. Elle produirait des particules ultrafines qui pénétreraient les poumons ; elle engendrerait la diffusion de métaux lourds, tels que le plomb, le nickel ou l'étain. La vapeur produirait également du formaldéhyde, qui est un agent cancérogène, tout comme le diacétyle que la vape conduirait à inhaler, etc. L'inhalation de ces substances provoquerait alors une large gamme de pathologies. La vape serait ainsi à l'origine de diverses maladies cardiaques, de thromboses et autres maladies liées à des caillots sanguins, de maladies chroniques de la respiration (toux, bronchites, asthme). Elle serait capable de provoquer à peu près toutes les pathologies pulmonaires possibles et, bien sûr, elle provoquerait de nombreux types de cancer. Nous avons utilisé ici le conditionnel mais force est de reconnaître que ces craintes ne sont pas de simples élucubrations paranoïaques ; elles s'appuient sur des données réelles. Toutefois, « données réelles » n'est pas nécessairement synonyme d'analyses vraies. Les résultats des études sur les effets de la vape sur la santé sont effectivement presque

[22] Pour une explication plus précise : E-vape.fr, « Explosions de cigarettes électroniques : comment éviter les accidents ? » (www.e-vape.fr/blog/post/14-accident-explosion-cigarette-electronique).

toujours beaucoup plus subtils que la manière dont ils sont exploités par les antivapes et exposés par les médias de connivence[23]. Ce livre entrera dans le détail des techniques qui permettent aux antivapes d'entretenir un doute démesuré (cf. chapitre 1) et sur les logiques qui conduisent certains médias et décideurs politiques à croire les faits alternatifs avancés par les antivapes (cf. chapitres 4 et 5). Ici, nous nous limiterons à rappeler qu'il existe effectivement un risque à vaper car vaper, c'est inhaler un produit non naturel (seul l'air l'est), mais aucune étude sérieuse n'indique que vaper est dangereux. Dit autrement, certaines substances nocives indiquées plus haut sont réellement produites par la vape, mais elles sont produites dans des quantités qui ne sont pas nocives pour le corps humain et sont souvent encadrées par des normes de qualité[24]. Le cas du diacétyle est assez caractéristique. Le diacétyle est un composant utilisé pour donner un goût beurré dans les produits alimentaires ; il n'est pas nocif quand il est ingéré mais, quand il est inhalé, il peut engendrer des bronchiolites oblitérantes. Cette situation est parfois appelée « maladie du pop-corn » car les cas rapportés se sont déroulés dans une usine qui en produisait. Les antivapes ne manqueront pas de mettre en avant la nocivité de l'inhalation du diacétyle, et on ne peut que les soutenir dans cet effort. Le problème est que, plutôt que de s'efforcer de rendre obligatoire la norme Afnor* qui limite la concentration du diacétyle dans les e-liquides à 22 parties par million, voire de demander l'interdiction du diacétyle dans les e-liquides, les antivapes vont utiliser les études montrant la

---

[23] Par exemple, Borst, Heidi et Patel, Niraj, « *The Health Effects Of E-Cigarettes* », *Forbes*, 29 août 2022 (www.forbes.com/health/body/health-effects-e-cigarettes/).

[24] Anses, « Produits du vapotage », 23 octobre 2020 (www.anses.fr/fr/content/produits-du-vapotage).

présence de diacétyle dans certains e-liquides pour demander l'interdiction pure et simple de la vape ou pour décourager le recours à la vape ou, a minima, pour la discréditer. De même, ils ne préciseront pas que le taux de diacétyle retrouvé dans les e-liquides est minime et ne présente pas de danger pour la santé, de l'avis même de l'auteur des études. Fabriquer des épouvantails en généralisant des cas rarissimes ou en instrumentalisant la présence dans la vape de traces non significatives de produits inquiétants est une technique de désinformation particulièrement récurrente chez les antivapes. Cette technique correspond souvent chez eux à une association fallacieuse entre « risque » et « danger » ; deux notions équivalentes pour le commun des mortels, mais très différentes pour les experts (cf. chapitre 1). Cette manière de faire est encore plus navrante quand on raisonne en termes relatifs. Comme le note Santé publique France*, « en population adulte, la part des vapoteurs n'ayant jamais fumé est très réduite (< 0,01 %), et l'e-cigarette est très majoritairement utilisée avec l'objectif de réduire sa consommation de tabac ou comme outil pour arrêter le tabac. Elle ne semble donc pas devenir, dans la population adulte, un nouveau produit utilisé sans lien avec le tabac[25] ». Dans la mesure donc où l'écrasante majorité des vapoteurs sont des fumeurs en recherche d'alternative, il n'est pas absurde d'interroger systématiquement le risque associé à la vape en comparaison du tabagisme[26]. À cet égard, dès 2015,

[25] Pasquereau, Anne, Quatremère, Guillemette, Guignard, Romain, Andler, Raphaël, *et al.*, « Baromètre de Santé publique France 2017 : Usage de la cigarette électronique, tabagisme et opinions des 18-75 ans », *Santé publique France*, 26 juin 2019 (www.santepubliquefrance.fr/determinants-de-sante/tabac/documents/enquetes-etudes/barometre-de-sante-publique-france-2017.-usage-de-la-cigarette-electronique-tabagisme-et-opinions-des-18-75-ans).
[26] Pour un exemple de comparaison à effectuer voir :

Public Health England* a conclu, après avoir analysé les données, que les cigarettes électroniques sont au moins 95 % moins nocives que les cigarettes conventionnelles[27]. En France, l'Académie nationale de médecine* dressait le même constat dès 2015, également, et rappelait clairement, en 2019, qu'« il est préférable pour un fumeur de vapoter[28] ». Même les plus ferventes organisations antivapes, telles le Comité national contre le tabagisme (CNCT*), n'ont d'autre possibilité que de le reconnaître – certes, du bout des lèvres[29]. À ce jour, d'ailleurs, aucun décès prématuré n'a pu être imputé à un effet négatif de la vape sur la santé, à l'exception des cas d'Evali* qui sont en réalité liés à un mésusage des appareils de vapotage, comme nous l'expliquions plus haut. Pour autant, l'encadrement et la normalisation technique des produits du vapotage en termes de santé et de sécurité, permettent de réduire encore les risques et doivent donc être poursuivis. La France, plutôt pionnière sur

---

- Fujioka, Kazutoshi et Shibamoto, Takayuki, « *Determination of toxic carbonyl compounds in cigarette smoke* », *Environmental Toxicology*, vol. 211, n° 1, février 2006, p. 47-54 (https://doi.org/10.1002/tox.20153) ;
- et Allen, Joseph G., Flanigan, Skye S., LeBlanc Mallory, Vallarino, Jose, *et al.*, « *Flavoring chemicals in e-cigarettes: diacetyl, 2,3-pentanedione, and acetoin in a sample of 51 products, including fruit-, candy-, and cocktail-flavored e-cigarettes* », *Environ Health Perspect*, vol. 124, n° 6, 1er juin 2016, p. 733-739 (http://dx.doi.org/10.1289/ehp.1510185).

27 McNeill, Ann, Brose, Leonie, Calder, Robert et Hitchman, Sara C., « *E-cigarettes: an evidence update* », rapport commandité par Public Health England, 19 août 2015 (https://assets.publishing.service.gov.uk/government/uploads/system/uploads/attachment_data/file/733022/Ecigarettes_an_evidence_update_A_report_commissioned_by_Public_Health_England_FINAL.pdf).

28 Académie nationale de médecine, « L'Académie nationale de médecine rappelle les avantages prouvés et les inconvénients indûment allégués de la cigarette électronique (vaporette) », communiqué de presse du 12 décembre 2019 (www.academie-medecine.fr/lacademie-nationale-de-medecine-rappelle-les-avantages-prouves-et-les-inconvenients-indument-allegues-de-la-cigarette-electronique-vaporette/)

29 CNCT, « Que peut-on dire sur la cigarette électronique ? », 9 novembre 2018 (https://cnct.fr/ressource/post/que-dire-cigarette-electronique/).

ce point, devrait s'efforcer d'appuyer l'adoption de normes à l'échelle internationale, plutôt que de faire profil bas à chaque fois qu'il est question de vape. On verra que les mentions par les antivapes des effets sur la santé sont au fond essentiellement un outil stratégique destiné à garantir leur propre survie et à faire obstacle à leur réel ennemi : la nicotine. Comme on l'a rappelé, il est aujourd'hui admis que la nicotine n'est pas cancérogène, ni nocive lorsqu'elle est consommée selon les doses et les modalités autorisées. Par conséquent, elle est difficile à attaquer et ses opposants doivent trouver des moyens détournés pour s'en prendre à la vape, comme entretenir une controverse artificielle sur le lien entre vape et santé.

C'est justement la présence de la nicotine dans la plupart des e-liquides qui est à l'origine du rapport positif entre vape et santé, et qui menace tant les intérêts de l'establishment de la lutte contre le tabagisme (cf. chapitre 2). De plus en plus d'études tendent à montrer l'efficacité de la vape en matière de sevrage tabagique. La plus connue est celle publiée dans le *New England Journal of Medicine*, en 2019[30]. Cette étude pilotée par des chercheurs de l'université Queen Mary, à Londres (QMUL), a acquis une certaine célébrité car elle s'appuie sur un protocole solide, une cohorte importante, et livre enfin une conclusion claire : 886 participants fumant en moyenne 15 cigarettes par jour se sont vu distribuer soit des substituts nicotiques classiques (patchs et gommes à mâcher), soit des vapoteuses avec des e-liquides contenant de la nicotine. La cigarette électronique s'est révélée quasiment deux fois plus efficace que

[30] Hajek, Peter, Phillips-Waller, Anna, Przulj, Dunja, Pesola, Francesca, *et al.*, « *A Randomized Trial of E-Cigarettes versus Nicotine Replacement Therapy* », *New England Journal of Medicine*, n° 380, 14 février 2019 (www.nejm.org/doi/full/10.1056/NEJMoa1808779?query=TO).

les substituts nicotiniques. Au bout d'un an, 18 % des patients utilisant une cigarette électronique n'avaient pas recommencé à fumer, alors que seulement 9,9 % de ceux utilisant des substituts nicotiniques étaient parvenus à arrêter de fumer. À l'issue de cette étude, les chercheurs concluaient que « les cigarettes électroniques étaient plus efficaces pour arrêter de fumer que la thérapie de remplacement de la nicotine, lorsque les deux produits étaient accompagnés d'un soutien comportemental ». Un bémol, cependant : parmi ceux étant parvenus à arrêter de fumer, la majorité des utilisateurs de vapoteuse continuaient à l'utiliser au bout d'un an, alors que ceux ayant arrêté de fumer via les substituts classiques n'y recouraient plus. La vape n'aide donc pas particulièrement à rompre avec la dépendance à la nicotine, mais elle permet d'arrêter de fumer. Elle s'avère même nettement plus efficace que tous les autres produits, probablement parce qu'elle permet de conserver des habitudes comportementales et qu'elle procure du plaisir, à la différence des substituts classiques. Ces résultats ont encore été confirmés récemment par l'étude Cochrane de février 2023[31]. Des discussions subsistent sur les détails mais, désormais, on peut affirmer qu'il existe un consensus scientifique sur le fait que la vape est un outil de réduction des risques et un outil de sevrage tabagique. Ces qualités sont reconnues totalement ou pour partie par quantité d'autorités de santé publique, du plus réservé HCSP* à la plus enthousiaste Académie nationale de médecine*, en passant par la Haute Autorité de santé (HAS*). Pour preuve définitive du

---

[31] Centre for Evidence-Based Medicine, « *Electronic Cigarettes for Smoking Cessation: Cochrane Living Systematic Review* » (www.cebm.ox.ac.uk/research/electronic-cigarettes-for-smoking-cessation-cochrane-living-systematic-review-1).

potentiel de la vape comme outil de sevrage, le CNCT* (pourtant figure de proue antivape) recommande la vente de la cigarette électronique en pharmacie. C'est aussi cette efficacité de la vape contre le tabagisme qui explique qu'elle est confrontée à une farouche opposition de la part des industriels de la pharmacie et du tabac, comme on le verra dans le chapitre 3.

Au total, s'il paraît évident que la vape est un produit qui doit être réglementé et soumis à des normes strictes et contrôlées, aujourd'hui, lorsque l'on raisonne en termes bénéfices/risques pour la santé, travailler à déconsidérer la vape, voire seulement à ne pas promouvoir son usage auprès des fumeurs, peut être considéré comme une mise en danger de la vie d'autrui. Malheureusement, la vape fait face à une mauvaise image qui limite son usage et qui nuit à la lutte contre le tabagisme. En 2019, Santé publique France* notait que, lors d'une étude, la moitié de la population considérait encore la cigarette électronique aussi nocive que la cigarette ordinaire[32].

La vape et l'industrie de la cigarette

La raison fondamentale pour laquelle la vape conserve une image douteuse auprès des pouvoirs publics et du public en général, tient au lien qui est établi entre le secteur de la vape et celui de la cigarette. On le verra plus loin en détail, ce lien est savamment entretenu par certains médias alimentés en informations par les antivapes. L'association Demain sera non fumeur (DNF*), par exemple, présidée par Gérard Audureau

---

[32] Pasquereau, Anne, Quatremère, Guillemette, Guignard, Romain, Andler, Raphaël, *et al.*, « Baromètre de Santé publique France 2017 : Usage de la cigarette électronique, tabagisme et opinions des 18-75 ans », *op. cit.*

(cité en quatrième de couverture de ce livre…), avance que la vape est « l'otage des fabricants de tabac » et ses défenseurs, « les marionnettes » de l'industrie du tabac[33]. Cet argument justifie les doléances des antivapes, allant de l'interdiction de la vape à son encadrement strict, en passant par le refus de sa promotion auprès des fumeurs. La démarche de l'industrie de la vape serait en effet insincère ; la vape serait un « cheval de Troyes [sic] de l'industrie du tabac[34] » uniquement destiné à maintenir les fumeurs dans le tabagisme et à produire de nouveaux fumeurs via l'effet passerelle. En réalité, ces antivapes font une association systématique entre vape et tabac qui repose sur le syllogisme suivant : la plupart des e-liquides contiennent de la nicotine, comme les cigarettes combustibles ; les cigarettes appartiennent à l'industrie du tabac ; donc la vape appartient à l'industrie du tabac. Partant, tous les défenseurs de la vape seraient achetés par l'industrie du tabac ; toutes les données prouvant le contraire ou démontrant l'innocuité de la vape seraient fallacieuses, truquées, à l'instar de la stratégie longtemps déployée par l'industrie du tabac pour mettre en cause les risques liés au tabagisme et s'opposer aux limitations de la consommation de cigarettes. Vu le triste passif de l'industrie du tabac, les soupçons et les craintes sont compréhensibles mais les faits ne les confirment pas.

La vape est née contre le tabagisme et en rupture avec l'inefficacité des politiques de lutte contre le tabagisme auprès de certaines populations. La vape est apparue sciemment comme une alternative à la cigarette. Pratique d'amateur et

---

[33] DNF, « Le vapotage, otage des fabricants de tabac » (https://dnf.asso.fr/le-vapotage-otage-des-fabricants-de-tabac/)

[34] DNF, « DNF auditionnée à l'Assemblée Nationale sur la fiscalité du tabac », 16 février 2021 (https://dnf.asso.fr/dnf-auditionnee-a-lassemblee-nationale-sur-la-fiscalite-du-tabac/).

sous-culture underground à ses origines, la vape a conservé cet esprit d'indépendance à l'encontre des majors du tabac et des institutions de toutes sortes qui entourent le tabagisme. Le secteur s'est professionnalisé et a lui-même porté le développement de normes visant à l'encadrer, mais il a gardé son esprit de communauté indépendante de l'industrie du tabac, militante et marginale, bien aidée en cela par la diabolisation effectuée par les antivapes. Ceci dit, oui, « Big Tobacco » n'est pas resté à l'écart de la vape, et de deux manières. L'industrie du tabac a développé des produits ressemblant à la vape mais dont les propriétés ne sont pas aussi positives que celles de la vape, que cela soit en termes d'efficacité dans le sevrage tabagique ou en termes d'innocuité. Il s'agit des produits du tabac chauffé (cf. chapitre 3). Les industriels du tabac jouent sur la similarité avec les produits de la vape pour créer une confusion qui, soit légitimera leur produit, soit décrédibilisera la vape en y associant le tabac chauffé et donc leur permettra de saboter un outil contribuant à la réduction de la vente de cigarettes. L'autre moyen par lequel l'industrie du tabac s'est liée à la vape est l'entrisme pur et simple par le rachat de compagnies de vape. Le cas le plus célèbre est l'entrée au capital de JUUL par Altria, la maison mère de Marlboro. Cet épisode est particulièrement emblématique car la marque JUUL a vite dominé le marché de la vape aux États-Unis et a été fortement décriée pour son ciblage de la population non fumeuse et sa commercialisation de produits hautement dosés en nicotine et non ajustables. Depuis plusieurs années maintenant, la Food and Drug Administration (FDA*) livre bataille pour interdire JUUL. La décision a même été prise en juin 2022, avant que les avocats de JUUL ne la fassent casser par des tribunaux. Cette affaire fait furieusement écho à celles qui ont concerné l'industrie du tabac, il y a quelques décennies et qui ont opposé des autorités publiques à des entreprises sans foi ni loi.

Pour autant, ce cas peut être considéré comme l'exception qui confirme la règle. Avant même l'entrée d'Altria au capital de l'entreprise JUUL, déjà considérée comme l'opportuniste renégat du monde de la vape, tant elle dérogeait aux principes et aux usages du secteur et les professionnels alertaient sur ses pratiques et ses produits. De nombreux commerçants français de la vape refusaient même de distribuer cette marque[35]. La sous-culture de la vape est très marquée par un rejet du tabac ; cette culture imprègne la grande majorité des professionnels de la vape, à la fois parce qu'ils sont issus de cette culture et parce que leurs clients jugeraient d'un mauvais œil toute compromission avec les cigarettiers. La Fédération française interprofessionnelle de la vape (Fivape), principale fédération du secteur de la vape (historiquement, quantitativement et institutionnellement), fait d'ailleurs de cette indépendance vis-à-vis de l'industrie du tabac l'un de ses principes. Ainsi : « Chaque adhérent s'engage sur l'honneur à ne créer ni entretenir aucun lien d'intérêt avec les fabricants de produits à fumer, à les exclure de la constitution de leur capital social et à renoncer à toute forme de commerce de gros ou de détail de produits à fumer[36]. » La preuve que ce principe est appliqué, a été fournie par la création récente d'une autre fédération,

---

[35] Godart, Nina, « Après avoir siphonné le marché américain, l'e-cigarette JUUL démarre très fort en France », Bfmtv.com, 19 janvier 2019 (www.bfmtv.com/economie/consommation/apres-avoir-siphonne-le-marche-americain-l-e-cigarette-juul-demarre-tres-fort-en-france_AN-201901190010.html).

[36] Fivape, « Une filière indépendante et exemplaire » (https://fivape.org/une-filiere-independante-et-exemplaire/).

France Vapotage, en 2018. Créée en réaction au rejet par la Fivape des firmes liées à l'industrie du tabac*, France Vapotage rassemble, elle, les acteurs de la vape en lien avec l'industrie du tabac. Cette association est ultra-minoritaire par rapport à la Fivape* qui possède plus de 800 adhérents, mais elle contribue à brouiller l'image de la vape et à alimenter l'idée d'une vape sous emprise de l'industrie du tabac. Pourtant, si Big Tobacco investit effectivement de plus en plus dans les produits à risques réduits, dont la vape, elle n'en est pas l'acteur dominant en France. Dans l'Hexagone, 80 % des acteurs de la filière vape sont indépendants de l'industrie du tabac et les laboratoires français de e-liquides produisent 70 % des produits consommés sur ce marché[37]. L'industrie du tabac dispose d'une position beaucoup plus stratégique au Royaume-Uni ; ce qui n'empêche pas ce pays d'avoir une approche beaucoup plus favorable à la vape que la plupart des pays[38]. Cela pose une question : si les industriels du tabac investissaient massivement dans la vape avec la sincère intention de transiter vers l'abandon des cigarettes à combustion, faudrait-il rejeter ces acteurs ? Toujours est-il qu'aujourd'hui les choix stratégiques de Big Tobacco ne sont pas clairs, alors que son passif historique dans la cigarette est connu de tous. Cela offre la possibilité aux antivapes d'établir, entre vape et tabac, des associations d'idées fausses mais stratégiquement utiles pour eux. Pour décrédibiliser la vape sans approfondir le raisonnement, le plus facile reste d'entretenir l'idée qu'elle est le petit frère du tabac, le plus grand criminel de l'histoire.

---

[37] Xerfi Precepta, « Les perspectives du marché de la cigarette électronique à l'horizon 2023 : Offensive des buralistes et du Big Tobacco, menaces réglementaires et perspectives de croissance du marché », octobre 2020.
[38] *Ibid.*

Il est temps justement de plonger au cœur de la contre-révolution antivape pour qu'aucun responsable ne puisse dire qu'il ne savait pas.

CHAPITRE 1

L'AGNOTOLOGIE OU LA CREATION STRATEGIQUE DU DOUTE CONTRE LA VAPE

Le plus souvent, la science invoquée par les contre-révolutionnaires antivapes n'en a que l'apparence. La science est censée éclairer les choix de politiques publiques en infirmant et/ou en confirmant les différentes options avec sincérité ; or, les conservateurs antivapes instrumentalisent la science pour entretenir un doute fictif autour de la vape, en écartant les résultats qui les contredisent et en mobilisant des données tronquées, voire truquées. C'est basiquement ce que l'on appelle l'agnotologie*. Qu'y a-t-il plus exactement derrière ce mot barbare ? Le terme est construit autour de racines grecques qui renvoient à l'ignorance, à l'absence de savoir, « l'idée est simple : l'agnotologie* est l'étude de la production de l'ignorance et également le processus même par lequel elle est produite, de la même manière que la biologie est à la fois l'étude du vivant et le phénomène du vivant lui-même[39] ». L'agnotologie* porte à la fois sur les limites objectives de la connaissance qui peuvent être induites par des biais culturels,

[39] Proctor, Robert N., *Golden Holocaust: Origins of the Cigarette Catastrophe and the Case for Abolition*, University of California Press, 2012.

par exemple, et elle porte également sur la production volontaire de l'ignorance. C'est surtout dans cette perspective qu'elle a été étudiée. La fabrique de l'ignorance peut être déployée de façon stratégique pour donner à une position une assise scientifique fallacieuse et, plus encore, pour contester la validité de l'assise scientifique d'une position opposée. Dans ce cas, il ne s'agit pas de contester la position en jouant le jeu de la science, mais en faisant semblant d'y jouer. L'agnotologie* repose alors en grande partie sur une série de paralogismes* et de sophismes* qui permettent d'avoir l'air scientifique, sans l'être. Dans ce tiroir de la boîte à outils de l'agnotologie* en action, on trouve pêle-mêle : la confusion entre causalité et corrélation ; l'invocation de la multicausalité ou, à l'inverse, le raisonnement binaire ; le déploiement de questionnements leurres ; la réclamation de la preuve absolue ; l'expérimentation décontextualisée ; le raisonnement par analogie ; le *cherry picking** ; le dévoiement du langage graphique scientifique, etc. À côté de techniques qui attribuent un faux caractère scientifique à la position, d'autres outils sont régulièrement déployés pour accentuer la valeur de la posture ainsi promue, comme dénigrer l'opposant plutôt que ses arguments, recourir à des stéréotypes ou déployer des arguments d'autorité.

L'agnotologie* est de plus en plus fréquemment utilisée pour dénoncer les stratégies de désinformation à propos du dérèglement climatique, des perturbateurs endocriniens, de l'amiante, des pesticides[40]. Mais c'est le tabac qui est à l'origine de ce courant d'analyse sur les marchands de doute. À travers une série de travaux magistraux, l'historien des sciences américain Robert N. Proctor, diffuseur de la notion

[40] Voir, par exemple, Oreskes, Naomi et Conway, Erik M., *Les Marchands de doute*, Le Pommier, 2012.

d'agnotologie*, a démontré que « l'industrie du tabac fonctionne en régime agnotologique lorsque, à partir des années 1950, de 1953 plus précisément, elle a tenté de bâtir une controverse de toutes pièces, de brouiller une connaissance constituée jusque dans ses propres laboratoires sur les propriétés cancérogènes de la fumée afin de rassurer le consommateur. Elle aurait produit de l'ignorance [sur la dangerosité du tabac] en instillant le doute[41] ». La mise à jour de cette « conspiration des industriels du tabac », pour reprendre le sous-titre français de l'ouvrage phare de Robert Proctor, a engendré une filiation en France avec, par exemple, en 2003 la publication du livre *Le Rideau de fumée : Les méthodes secrètes de l'industrie du tabac* par Gérard Dubois, lorsqu'il présidait le CNCT*. Par la suite, de nombreux autres ouvrages ou documents médiatiques ont continué d'exploiter les travaux de Proctor sur le tabac en les actualisant ou en les paraphrasant.

Bien que cela soit contre-intuitif, tout porte à croire que les antivapes recourent à la même pratique de production de l'ignorance pour discréditer la vape. C'est contre-intuitif car jusqu'à maintenant, ce sont exclusivement les pratiques agnotologiques des industriels qui ont été dénoncées. En témoignent les titres et sous-titres utilisés dans des ouvrages signalant le déploiement de techniques de production de l'ignorance : « La conspiration des industriels du tabac » ; « Ingérence de l'industrie du tabac » ; « Comment les industriels manipulent la science »[42]. Or, les antivapes ne sont pas que des industriels, loin de là ; les plus acharnés d'entre eux se trouvent même probablement du côté des acteurs de la santé publique.

---

[41] Proctor, Robert N., *Golden Holocaust, op. cit.*

[42] Foucart, Stéphane, *La Fabrique du mensonge : Comment les industriels manipulent la science et nous mettent en danger*, Denoël, 2013.

Si l'on succombait à la tentation agnotologique d'intervertir causalité et corrélation, on pourrait affirmer qu'il n'est pas surprenant que ces acteurs mobilisent des techniques de fabrication du doute car ils ont tant écrit dessus que ce sont eux qui les connaissent le mieux et qui sont donc les plus à même d'alimenter la post-vérité sur la vape. À n'en pas douter, ils opposeront aux reproches que nous allons formuler le fait que ces critiques proviennent d'industriels et donc que, par nature selon eux, ces critiques ne peuvent être crédibles. Ils ajouteront qu'en outre ces reproches sont formulés par des industriels du tabac ; peu importe (comme nous l'avons rappelé précédemment) que l'industrie de la vape soit largement indépendante de celle du tabac et s'efforce de le rester, ils manipuleront l'amalgame sans vergogne. C'est d'ailleurs une technique basique de l'agnotologie*. Ils nous répondront que, justement, lorsque nous soulignons ce que doivent être de bonnes pratiques épidémiologiques et des politiques publiques fondées sur les preuves et que nous contestons les leurs, nous recourons à des techniques d'agnotologie*. En somme, les antivapes se cacheront derrière un mur de défense inébranlable, en répondant que nous fabriquerions de l'ignorance en les accusant de fabriquer de l'ignorance. Nous fabriquerions du doute en leur reprochant de « fabriquer de la peur » pour reprendre l'expression du spécialiste belge de l'environnement Gil Rivière-Wekstein[43]. À la manière des complotistes, dont le raisonnement est infalsifiable, ces marchands de peur diront que si nous affirmons, preuve à l'appui, que leurs données sont fausses, c'est bien la preuve que nous truquons les données, et

[43] Rivière-Wekstein, Gil, *Panique dans l'assiette : Ils se nourrissent de nos peurs*, Le Publieur, 2017.

la science en général[44]. Mais, à la contre-offensive à venir des contre-révolutionnaires, la réponse est simple : plutôt que de vous cacher derrière un drap de vertu autoproclamée, répliquez sur le fond.

1.1. L'ART D'AVOIR TOUJOURS RAISON DES ANTIVAPES

Pour comprendre les méthodes retorses des antivapes qui contribuent à entretenir le doute, on peut prendre appui sur deux publications parues à quelques heures d'intervalle, les 2 et 3 novembre 2021. Ces deux textes auraient fait briller les yeux d'Arthur Schopenhauer. Dans *L'Art d'avoir toujours raison* (1831), celui-ci établit une liste de stratagèmes dialectiques (c'est-à-dire de techniques rhétoriques qui permettent d'atteindre l'apparence de la vérité) qui confinent souvent au sophisme*. Les uns et l'autre sont des outils de fabrique de l'ignorance car ils donnent l'illusion de la vérité ; laquelle est souvent considérée comme appartenant à la science. Or, dialectique et sophistique sont tout sauf des incarnations de la science puisque la première refuse le débat sincère et la seconde se fonde sur des faux-semblants. La première de ces publications a été rédigée outre-Atlantique par Stanton Arnold Glantz ; l'autre en France, par Stéphane Horel. Les deux sont des figures de proue de l'antivape. Le professeur de médecine Stanton Glantz jouit de nombreux titres scientifiques et y fait

[44] Horel, Stéphane, Foucart, Stéphane et Laurens, Sylvain, « "C'est la possibilité même de la diffusion de la vérité scientifique auprès du plus grand nombre qui se trouve désormais attaquée." », *Le Monde*, 22 septembre 2020 (www.lemonde.fr/sciences/article/2020/09/22/un-degre-de-plus-a-ete-atteint-dans-la-manipulation-de-l-autorite-de-la-science-a-des-fins-d-influence_6053116_1650684.html).

régulièrement référence. Stéphane Horel est une écrivaine et documentariste qui cherche à se prévaloir d'une légitimité scientifique, quitte à flirter avec l'usurpation de titres universitaires, puisqu'elle se présente (par exemple, dans sa biographie sur son compte Twitter) comme « journaliste chercheuse ». En tant que « chercheuse », elle se revendique d'une démarche scientifique et mentionne régulièrement des sources scientifiques ou apparentées, en particulier Stanton Glantz, l'OMS et le Tobacco Control Research Group de l'université de Bath. Voyons donc ce qu'ils écrivent (nous citons le texte de Stanton Glantz in extenso, la citation de Stéphane Horel contenant uniquement le propos liminaire de son article) :

> « L'inventeur de la e-cigarette, Hon Lik, fume toujours
>
> La croyance populaire veut que le pharmacien chinois Hon Lik inventât la e-cigarette, en 2003, pour aider les gens à arrêter de fumer. Le *Times of London* rapporte que cela n'a pas fonctionné pour lui. Plutôt que de complètement basculer, il est un double utilisateur, vapoteur et fumeur en même temps. L'expérience de Hon Lik est ce que l'on peut attendre de la preuve épidémiologique forte et constante selon laquelle les e-cigarettes encouragent les gens à fumer des cigarettes. Par ailleurs, Hon Lik n'a pas été la première personne à développer une e-cigarette. Philip Morris a créé une e-cigarette fonctionnelle vers le milieu des années 1990, dans le cadre de ses efforts pour retenir ses consommateurs qui pourraient être amenés à cesser de fumer. Et, comme à la fois l'expérience de Hon Lik et celle de la population générale le montrent, c'est exactement ce que font les e-cigarettes. Et il y a un autre bonus pour Big Tobacco : les e-cigarettes attirent des millions de jeunes à faible risque qui n'auraient probablement pas

débuté une addiction à la nicotine via les cigarettes. Et beaucoup d'entre eux vont passer à la cigarette[45]. »

« Vapotage : les vrais millions des fausses organisations de consommateurs

Sous prétexte de défendre la liberté individuelle, de fausses organisations de consommateurs défendent le vapotage. Elles font illusion dans le but d'influencer la réglementation de ces nouveaux produits et de contrer la lutte contre le tabagisme. Derrière elles : l'argent secret du lobby du tabac et des réseaux des milliardaires américains du pétrole. L'enjeu est financier, mais pas seulement. Cette nébuleuse insaisissable s'emploie à disséminer au cœur de l'Europe une idéologie radicale de droite, hostile à l'intervention des gouvernements : le libertarianisme[46]. »

La rhetorique antivape

Dans ces deux textes, on retrouve l'essentiel des stratagèmes rhétoriques qui pullulent chez les antivapes – qui ont toujours raison. Par exemple, le premier stratagème analysé par Schopenhauer est « l'extension » où « il s'agit de reprendre la thèse adverse en l'élargissant hors de ses limites naturelles [...]. Car plus une thèse est générale et plus il est facile de lui porter des attaques[47] ». C'est ce que fait Stanton Glantz dès le titre de son article, en affirmant que « l'inventeur de la e-cigarette Hon Lik fume toujours ». C'est une manière de dire : « Les provapes

---

[45] Glantz, Stanton, *« E-cig inventor Hon Lik is still smoking »*, profglantz.com, 2 novembre 2021 (https://profglantz.com/2021/11/02/e-cig-inventor-hon-lik-is-still-smoking/).

[46] Horel, Stéphane, Keyser, Ties et Luimes, Tim, « Vapotage : les vrais millions des fausses organisations de consommateurs », *Le Monde*, 3 novembre 2021 (www.lemonde.fr/sante/article/2021/11/03/vapotage-les-vrais-millions-des-fausses-organisations-de-consommateurs_6100830_1651302.html).

[47] Schopenhauer, Arthur, *L'Art d'avoir toujours raison*, 1830 (www.schopenhauer.fr/oeuvres/fichier/l-art-d-avoir-toujours-raison.pdf).

disent que la vape permet d'arrêter de fumer, voici la preuve que c'est faux. » Or, les provapes ne prétendent pas que la vape permet dans tous les cas d'arrêter de fumer ; leur position est délibérément exagérée par Glantz. La technique est ici d'autant plus redoutable qu'il procède par insinuation et suggestion ; sa contre-thèse n'est pas explicite, ce qui rend plus difficile de repérer les raccourcis grossiers. Ce n'est pas une première pour Stanton Glantz ; il est fréquemment dénoncé pour ses interprétations excessives, voire pour ses données exagérées[48]. Mentionner le cas Hon Lik correspond également au stratagème numéro 25, proche du *cherry picking**. Il consiste à « trouver une exception » pour décrédibiliser une proposition générale vraie à large échelle. Il est ici doublé du stratagème numéro 16, « l'argument *ad hominem* » qui vise à mettre en exergue des propositions intellectuelles inconsistantes avec des comportements personnels, comme lorsque l'on dénigre un militant écologiste parce qu'il a pris l'avion. Il est même triplé par le stratagème numéro 33, selon lequel ce qui est correct en théorie devrait marcher en pratique. La phrase « l'expérience de Hon Lik est ce que l'on peut attendre de la preuve épidémiologique forte et constante selon laquelle les e-cigarettes encouragent les gens à fumer des cigarettes », n'est rien d'autre qu'une application des stratagèmes numéros 5 et 6 qui consistent à « avancer de faux arguments » et à « postuler ce qui n'a pas été prouvé ». Même chose pour la dernière phrase invoquant un effet passerelle. L'amalgame qui est fait entre cigarette électronique et tabac chauffé correspond, lui, au

[48] O'Donnell, Jayne, « *A study claimed vaping doubles risk for heart attacks. It's been retracted for being "unreliable"* », *USA Today*, 20 février 2020 (https://eu.usatoday.com/story/news/health/2020/02/20/nyu-scientists-others-call-taxpayer-funded-ucsf-vaping-study-probe/4805323002/).

stratagème numéro 2 – « l'homonymie ». Il consiste à établir une confusion entre deux choses qui n'ont rien à voir sur le fond en jouant sur la similarité des conceptions couvertes par les termes. C'est une technique des plus récurrentes puisque les antivapes associent systématiquement vape et tabac. L'approfondissement de cet argument consistant à affirmer qu'en réalité la e-cigarette n'a pas été inventée par Hon Lik, mais par Philip Morris correspond, quant à lui, au stratagème numéro 32 : celui du « principe de l'association dégradante » où l'on jette l'opprobre sur l'adversaire (la vape) en le plaçant dans une catégorie péjorative (l'industrie de la cigarette), même si l'association n'est qu'apparente ou très ténue. Le fait d'affirmer que la e-cigarette trouve son origine dans l'industrie de la cigarette et non chez Hon Lik, montre d'ailleurs à quel point ce cas est utilisé par Stanton Glantz uniquement comme outil rhétorique puisque le titre affirme que c'est Hon Lik l'inventeur. Glantz modifie les faits en fonction de leur utilité rhétorique.

Le « principe de l'association dégradante » est déployé encore plus effrontément par Stéphane Horel lorsqu'elle écrit : « Cette nébuleuse insaisissable s'emploie à disséminer au cœur de l'Europe une idéologie radicale de droite, hostile à l'intervention des gouvernements : le libertarianisme. » En réalité, tout le propos liminaire de la journaliste est rédigé sur ce registre (« lobby », « argent secret », « illusion », « fausse organisation »). Notons au passage que la « journaliste » a l'indignation sélective : elle oublie opportunément que certaines de ses données sont indirectement financées par un milliardaire américain, Michael Bloomberg, l'ancien maire de New York, magnat des médias et de la finance qui s'emploie à diffuser une idéologie spécifique via des organisations écran et qui interdit contractuellement aux journalistes qui lui sont financièrement subordonnés de révéler leurs liens avec lui (nous développerons ce point et sourcerons plus loin). Les guillemets que nous venons d'utiliser pour qualifier la journaliste sont une technique qu'elle déploie systématiquement dans le corps de texte de son article, lorsqu'elle évoque la réduction des risques. Cela s'inscrit dans le stratagème numéro 12 qui consiste à recourir à des termes disqualifiants. Pour discréditer une thèse à partir de ce stratagème, on peut utiliser des métaphores ou cadrer la thèse adverse négativement à l'aide de procédés de ponctuation, comme les guillemets. Nous y reviendrons dans la partie consacrée au cadrage médiatique sensationnaliste de la vape (cf. chapitre 4), mais les guillemets sont un procédé qui permet de montrer du mépris envers le terme mis entre guillemets et de mettre en doute la véracité de l'idée affirmée sans l'attaquer frontalement, faute d'argument solide[49]. L'auteure recourt à de nombreux autres procédés pour semer le doute sur la vape. Par exemple, lorsqu'elle écrit : « L'enjeu est financier », elle déploie le stratagème numéro 35, appelé par Schopenhauer « les intérêts sont plus forts que la raison » et selon lequel « au lieu de tenter d'argumenter avec l'intellect de l'adversaire, nous pouvons appeler à ses intentions et ses motifs [car] un poids d'intention pèse plus que cent de raison et d'intelligence ». Normalement, ce stratagème vise à faire apparaître la thèse de l'adversaire comme allant contre son intérêt ou celui de son auditoire. Ici, cela va plus loin : la technique est utilisée pour

---

[49] Frillon, Jacques, « Des guillemets et de l'italique », *Le Nouvel Observateur*, 15 décembre 2008 (https://bibliobs.nouvelobs.com/essais/20081215.BIB2648/des-guillemets-et-de-l-039-italique.html).

décrédibiliser toute position, dès lors que celui qui la tient y trouve un intérêt personnel à la tenir. C'est ce qui permet à ce type de journalistes de systématiquement rejeter les arguments scientifiques avancés par les industriels. Dès lors que l'argument est soutenu par des industriels, qui ont donc intérêt à l'argument, celui-ci n'est pas recevable – quand bien même il aurait initialement été avancé par des scientifiques. Ceci permet bien souvent aux antivapes de déployer le stratagème numéro 26, le *retorsio argumenti*, qui consiste à retourner l'argument de l'adversaire contre lui : « Cette position émanant de telle ou telle autorité de santé neutre et indépendante est favorable à l'industrie de la vape » devient : « C'est justement parce que cette position est favorable à l'industrie de la vape qu'elle n'émane pas d'une autorité neutre et indépendante. » L'argument est absurde et relève de la pure rhétorique, voire de l'idéologie car, comme le notait le médecin américain Ivan Oransky, la recherche qui émane de l'industrie est globalement plus fiable que celle provenant du monde universitaire puisqu'elle se sait sous surveillance et ne publie que des données très solides[50]. Ivan Oransky, qui a présidé l'association des journalistes en santé, qui est rattaché à l'université de New York, a aussi fondé l'association Retraction Watch qui surveille et dénonce les publications scientifiques biaisées, souligne même qu'il existe bien plus de publications retirées (c'est-à-dire de travaux reconnus faux après avoir été pourtant publiés dans des revues académiques) qui n'ont pas bénéficié de financements privés, que de publications retirées qui ont été financées par des industriels.

---

[50] O'Donnell, Jayne, « *A study claimed vaping doubles risk for heart attacks. It's been retracted for being "unreliable"* », *op. cit.*

Au fond, tous ces stratagèmes en servent un autre, fondamental dans une logique de fabrique de l'ignorance : celui de la diversion – le vingt-neuvième chez Schopenhauer. Ils contribuent à discréditer la vape sans réellement débattre de son intérêt ou de son risque. Ils permettent d'éluder la question en faisant porter le débat sur l'adversaire plutôt que sur la thèse que celui-ci soutient, laquelle est postulée fausse. À l'appui de ce postulat, on trouve chez les antivapes un « argument d'autorité » – le stratagème numéro 30 chez Schopenhauer. Par exemple, dans son article, Stéphane Horel invoque l'OMS comme référence suprême : « Chef d'orchestre de la lutte antitabac, l'Organisation mondiale de la santé estime que la science n'a pas encore suffisamment de recul pour trancher sur les dispositifs électroniques, interdits dans 32 pays. Ses mises en garde régulières contre les nouveaux produits exaspèrent les partisans de la "réduction des risques", qui les vantent comme moins nocifs que la cigarette. » Si le raisonnement de la journaliste était honnête, il devrait mentionner le fait qu'il existe des soupçons de conflit d'intérêts de la part de l'OMS et que de très nombreuses autres autorités de santé ont affirmé que le vapotage est effectivement éminemment moins nocif que la cigarette (HAS*, Anses*, Académie nationale de médecine*, etc.). Il pourrait également être écrit que, si les dispositifs électroniques sont interdits dans 32 pays, c'est donc qu'ils sont autorisés dans plus de 160 autres.

SOUS LA CAPE DES HEROS ANTIVAPES

Et puisque, pour la journaliste, le statut et les références de l'auteur des positions sont plus importants que la pertinence de ses positions elles-mêmes, qui ne sont pas débattues sur le fond, alors elle devrait apporter quelques précisions sur Stanton Glantz qu'elle cite allégrement et présente comme « professeur émérite de médecine à l'université de Californie » pour donner un caractère scientifique, et donc de vérité universelle, à son article. Sur ce point, elle est loin d'être la seule : Stanton Glantz est *la* référence scientifico-médiatique des antivapes. Le documentaire d'Arte, diffusé en *prime time* en 2020, « Cloper sans fumée : la nicotine revisitée », en est une autre magistrale illustration. Ce documentaire et Stéphane Horel devraient par exemple dire que le principal fait d'armes de ce scientifique est son militantisme. Sa renommée ne doit pas tant à ses travaux qu'au fait d'avoir été le destinataire, en 1994, de milliers de documents internes de l'industrie du tabac. Ces « *cigarettes papers* » lui ont permis de devenir une référence mondiale de la lutte contre le tabagisme, en écrivant beaucoup sur les stratégies retorses de Big Tobacco. Sur ce point, on lui doit effectivement énormément, mais son pedigree scientifique n'est pas aussi immaculé. Par exemple, début 2020, le professeur Glantz a vu l'une de ses publications retirées du *Journal of the American Heart Association* (*JAHA*). Il y affirmait (selon lui, il démontrait) que la cigarette électronique augmentait considérablement le risque de problème cardiaque. Chose rarissime dans le monde académique, son étude, publiée donc dans une revue réellement scientifique bien qu'appartenant à une association militante de la lutte antitabac, a finalement été retirée par cette même revue. Ce désaveu a été fondé sur le fait que les données utilisées par le professeur Glantz n'étaient pas fiables. Après avoir donné un accord de publication trop hâtif, la revue a demandé la preuve que les infarctus du myocarde identifiés étaient bien survenus après l'usage de e-cigarettes et non avant que l'individu ne pratique le vapotage. Mis en demeure de communiquer le détail des données menant à ses conclusions, le professeur Glantz n'a pas fourni les réponses demandées[51]. Peut-être est-ce là un épiphénomène ? Peut-être sommes-nous, nous aussi, en train de déployer le stratagème numéro 25 identifié par Schopenhauer et consistant à monter en épingle une exception pour décrédibiliser ces auteurs et leur thèse, qui pourtant seraient globalement pertinents ? Le problème est que les cas où les travaux du professeur Glantz ont été contestés sont légion. Un exemple supplémentaire que l'on peut mentionner est lié à deux autres études qu'il a coécrites et où il entendait démontrer que les cigarettes électroniques ne permettent pas d'arrêter le tabagisme mais, au contraire, l'amplifient[52]. Ces deux études sont basées sur des méta-analyses, c'est-à-dire qu'elles collectent et combinent des données d'autres études en leur assignant un nouvel objectif. C'est pourquoi, parmi le flot de critiques ayant ciblé ces publications (n'ont été interrogées que des personnes qui fumaient encore, aucune différence n'a été faite entre les différents types d'usage et de matériels, les variables et populations sont mal définies, etc.), les plus significatives proviennent d'une des scientifiques, Ann

---

[51] Pour l'article incriminé : Bhatta Dharm N. et Glantz Stanton, A., « *Electronic Cigarette Use and Myocardial Infarction Among Adults in the US Population Assessment of Tobacco and Health* », *Journal of the American Heart Association*, vol. 8, n° 12, juin 2019 (https://pubmed.ncbi.nlm.nih.gov/31165662/) ; et pour la justification du retrait par la même revue : Journal of the American Heart Association, « *Retraction to: Electronic Cigarette Use and Myocardial Infarction Among Adults in the US Population Assessment of Tobacco and Health* », vol. 9, n° 4, février 2020 (https://pubmed.ncbi.nlm.nih.gov/32066313/).

[52] Kalkhoran, Sara et Glantz, Stanton A., « *E-cigarettes and smoking cessation in real-world and clinical settings: a systematic review and meta-analysis* », *The Lancet Respiratory Medicine*, 14 janvier 2016 (www.thelancet.com/journals/lanres/article/PIIS2213-2600(15)00521-4/fulltext) et Wang, Richard J., Bhadriraju, Sudhamayi et Glantz, Stanton A., « *E-Cigarette Use and Adult Cigarette Smoking Cessation: A Meta-Analysis* », *American Journal of Public Health*, 13 janvier 2021 (https://ajph.aphapublications.org/doi/full/10.2105/AJPH.2020.305999).

McNeill, professeure en tabacologie au prestigieux King's College Institute of Psychiatry de Londres, dont les travaux ont justement servi de base à ces méta-analyses. Voici ce qu'elle déclarait à propos du travail de Stanton Glantz : « Cette étude n'est pas scientifique. Les informations qu'elle contient à propos de deux études que j'ai coécrites sont soit inexactes, soit mensongères. De plus, les auteurs n'ont pas inclus toutes les études préalables qu'ils auraient pu dans leur méta-analyse. Par conséquent, je considère que leurs résultats devraient être rejetés[53]. » On pourrait au même titre développer les critiques adressées aux études de 2014 et 2018, où Stanton Glantz souligne l'effet passerelle entre vape et tabagisme chez les jeunes[54]. On pourrait en réalité écrire un livre entier consacré à l'analyse des impostures et de la pseudoscience antivape diffusées par Stanton Glantz et amplifiées sans vergogne par les journalistes et associations antivapes qui font de lui une référence scientifique incontestable. En tout cas, ses travaux et ses déclarations ne sont ni contestés par Stéphane Horel, ni par le HCSP* qui, afin de donner une assise scientifique à son avis négatif sur la vape, n'hésita pas en 2022 à citer l'article de Stanton Glantz – pourtant exclu deux ans plus tôt de la littérature scientifique[55]. Nous ne voulons pas utiliser plus que de raison le stratagème assez vil de l'attaque *ad hominem* mais il n'est pas déplacé de le déployer face à une figure antivape qui

[53] Science Media Centre, « *Expert reaction to meta-analysis looking at e-cigarette use and smoking cessation* », 14 janvier 2016 (www.sciencemediacentre.org/expert-reaction-to-meta-analysis-looking-at-e-cigarette-use-and-smoking-cessation/).

[54] Pour un résumé, voir : Gunther, Marc, « *Here Comes Trouble: An Anti-Tobacco Hero's Complicated Legacy* », *Undark Magazine*, 8 février 2021 (https://undark.org/2021/08/02/here-comes-trouble-anti-tobacco-heroes-legacy/).

[55] HCSP, « Avis relatif aux bénéfices-risques de la cigarette électronique », *op. cit.*

le manie sans vergogne, comme on le verra dans le chapitre 4. Aussi, rappelons rapidement que Stéphane Horel n'en est pas à son premier arrangement avec la vérité. Son fait d'armes le plus célèbre sur ce point est sa participation au documentaire *Les Origines du Sida*, diffusé sur France 2 le 23 avril 2004. Participation non négligeable car elle en était la scénariste. À grand renfort de musique anxiogène appuyée par le champ lexical du complot cher à Stéphane Horel (« secret », « dissimulation », « révélations »), de dénigrement des preuves scientifiques majoritaires, de diatribe contre les industriels, de citations de scientifiques marginaux et de sacralisation de la parole de journalistes d'investigation, ce documentaire accréditait la thèse de l'origine humaine du virus VIH par contamination plus ou moins délibérée. Des scientifiques et de nombreux médias se sont émus de la méthode biaisée et de la recherche malhonnête de la polémique. *Libération* par exemple écrivait le commentaire suivant, à la suite de la diffusion du documentaire : « Cette hypothèse, rappellent les communiqués d'Aides et du CNS [Conseil national du sida], a été, à plusieurs reprises, infirmée par des recherches dont les résultats ont été publiés par de grandes revues scientifiques. Jeudi 22 avril, la revue britannique *Nature* est revenue sur cette affaire, contestant à nouveau cette hypothèse. […] À vouloir à tout prix ne retenir que cette hypothèse, ce documentaire endosse la thèse boiteuse du complot. Un gâchis. Mais un gâchis volontaire car la direction des documentaires de France 2 a manifestement tordu l'enquête dans ce sens[56]. »

---

[56] Favereau, Éric et Peigne-Giuly, Annick, « Restropective d'un virus », *Libération*, 23 avril 2004 (www.liberation.fr/medias/2004/04/23/retrospective-d-un-virus_476993/). Le documentaire en question : Chappell, Peter et Peix, Catherine, *Les Origines du Sida*, 2003 (https://www.youtube.com/watch?v=KKJInAkxnLY).

In fine, Stanton Glantz et Stéphane Horel nous paraissent, au travers de leur profession, être des militants antivapes actifs. La dernière a d'ailleurs été récompensée pour ses initiatives contre le tabac, en novembre 2021, par un prix du CNCT*. Ce militantisme, qui par nature exclut toute neutralité, se cache derrière un masque scientifique et des affabulations qui entretiennent à la fois l'image d'une position objective et le doute sur la vape. Ces personnes ne répondent jamais à leurs contradicteurs sur le fond car leur position est une prémisse immuable ; elle ne souffre aucune contestation : la vape, c'est mal, point barre. Et si leurs positions et leurs données sont contestées, c'est la preuve qu'ils ont raison – le fameux *retorsio argumenti* des complotistes. D'ailleurs, quelle a été la réponse de Stanton Glantz au retrait de son étude ? Il l'a formulée dans un article dont le titre est un excellent résumé : « Le *Journal of the American Heart Association* cède aux pressions des intérêts de la cigarette électronique[57]. » Après avoir rapidement écarté la critique sur le fond, en prétextant ne plus avoir accès aux données à la base de son étude pour y répondre, il dénonce les liens d'intérêts de celui qui a mis à jour la supercherie, le professeur Brad Rodu. Ce professeur de médecine de l'université de Louisville (Kentucky), titulaire de la chaire sur la réduction du tabagisme, se voit même retirer ses titres par le professeur Glantz qui l'appelle « Rodu » alors qu'il qualifie systématiquement son coauteur, Dharma N. Bhatta, de « Dr ». Comme les lobbies anti-lobbies le soulignent souvent, la science ce sont souvent ceux qui s'en réclament le plus qui en

---

[57] Center for Tobacco Control Research and Education, « *Journal of American Heart Association caves to pressure from e-cig interests* », 18 février 2020 (https://tobacco.ucsf.edu/journal-american-heart-association-caves-pressure-e-cig-interests).

relèvent le moins… Notons encore que les critiques du professeur Brad Rodu sont soutenues, dans une lettre ouverte[58], par 16 autres chercheurs du secteur de la santé issus de diverses universités, dont de très prestigieuses telles Penn State, King's College, Yale ou Stanford. Quelle fut la réponse de Stanton Glantz ? : cela ne vaut rien. Cela ne vaut rien car deux d'entre eux ont des liens d'intérêts avec la vape. Toujours ce postulat selon lequel l'industrie fausse les résultats par nature et le recours à l'exception pour décrédibiliser le général. Toujours pas de réponse sur le fond. Mais quelles seraient les pressions qu'aurait subies le *Journal of the American Heart Association* ? Pourquoi le *JAHA*, pourtant proche de Stanton Glantz, aurait cédé si la critique n'est pas fondée ? Quel est son intérêt ? Là encore, aucune réponse.

1.2. Techniques de creation du doute par les antivapes

Les stratagèmes rhétoriques permettent aux antivapes de passer pour les détenteurs de la vérité, mais leur professionnalisme dans la fabrication du doute se trouve surtout dans un ensemble de techniques qui visent spécifiquement à faire croire faussement à l'existence d'un doute scientifique sur la vape, parfois à l'aide d'outils proches des stratagèmes rhétoriques. En juillet 2019, Jérôme Florin, journaliste sur RTL, ne cachait pas son trouble face aux « études contradictoires » et au « fait que

---

[58] Abrams, David B. (dir.), « *JAHA paper on e-cigarettes and myocardial infarction* », College of Global Public Health, 20 janvier 2020 (https://reason.com/wp-content/uploads/2020/02/Letter-to-JAHA-re-Bhatta-Glantz-20-Jan-2020-Final.pdf).

tout le monde se contredit » sur les effets du vapotage[59]. Deux ans plus tard, en mai 2021, c'est Jérôme Chapuis, rédacteur en chef de *La Croix et* journaliste sur la chaîne Public Sénat, qui confessait lors d'une émission sur la vape : « Alors, on est face à un débat scientifique. [...] Il y a des arguments des deux côtés, il y a pas mal d'incertitude[60]. » C'est exactement l'effet recherché par les techniques que nous allons désormais présenter. On va le voir, de nombreuses techniques déployées par les antivapes se recoupent et s'auto-alimentent ; ce qui renforce leur efficacité pour entretenir artificiellement le doute et l'ignorance. S'il fallait encore une preuve du succès stratégique des antivapes, on pourrait mentionner que chaque année depuis 2019, l'association Sovape commande un sondage à la société BVA sur la perception des risques du vapotage et du tabagisme. L'édition de 2022 montre que huit Français sur dix ne savent toujours pas que vapoter est moins risqué que fumer. Pire, en quatre ans, le doute s'est installé et a grandi dans l'esprit des Français ; la part de ceux qui savent que vapoter est moins risqué que fumer est en baisse constante depuis quatre ans[61].

DEMANDER PLUS DE PREUVES

« La science n'a pas encore suffisamment de recul pour trancher sur les dispositifs électroniques. » : ce bref extrait de

---

[59] Florin, Jérôme, « Vapoter tue ? », RTL, « 6 minutes pour trancher », 1er août 2019 (www.youtube.com/watch?v=wHw9HuNgNEk).

[60] Chapuis, Jérôme, « Cigarette électronique : un usage sans danger ? » Public Sénat, « Un monde en docs », 29 mai 2021 (www.youtube.com/watch?v=3KZyiA92vhI).

[61] Sovape, « Vapotage : le doute grandit et s'installe. Appel aux pouvoirs publics », 10 octobre 2022 (https://www.sovape.fr/vapoter-ou-fumer-le-doute-sinstalle-durablement-dans-lesprit-des-francais-sondage-bva-pour-sovape/).

l'article de Stéphane Horel, cité plus haut, incarne une technique fondamentale de la production du doute déployée par les antivapes, et notamment par sa tête de proue, l'OMS[62]. C'est même la technique clé de quasiment toutes les autres. Cette manière de procéder n'est pas innovante, elle est au contraire au centre de l'agnotologie* et a été mise à jour à partir du cas des cigarettiers par l'historien américain Robert N. Proctor. Cette technique du rigorisme scientifique consiste à faire en sorte que la recherche se poursuive indéfiniment. Elle est un dévoiement de l'*evidence-based policy* ; c'est-à-dire du principe du bon gouvernement fondant ses politiques publiques sur des preuves. Mais, plus que Robert N. Proctor, c'est Stéphane Foucart qui en parle le mieux. C'est d'autant plus intéressant que Stéphane Foucart est notoirement un journaliste anti-industrie et un coauteur de Stéphane Horel. Voici ce qu'il écrivait en 2018, sur un autre sujet que la vape : « En matière de santé publique, le rigorisme scientifique est une posture dangereuse. Sur ces questions complexes, la preuve parfaite ne sera jamais obtenue […]. À regarder rétrospectivement les grands scandales sanitaires ou environnementaux, on observe que, presque toujours, signaux d'alerte et éléments de preuve étaient disponibles de longue date, mais qu'ils sont demeurés ignorés sous le confortable prétexte de l'exigence de rigueur, toujours libellée sous ce slogan : “Il faut faire plus de recherches.”[63] »

---

[62] OMS, « *E-cigarettes are harmful to health* », 5 février 2020 (www.who.int/news/item/05-02-2020-e-cigarettes-are-harmful-to-health).

[63] Foucart, Stéphane, « En matière de santé publique, le rigorisme scientifique est une posture dangereuse », *Le Monde*, 27 octobre 2018 (www.lemonde.fr/idees/article/2018/10/27/en-matiere-de-sante-publique-le-rigorisme-scientifique-est-une-posture-dangereuse_5375460_3232.html).

« Il faut faire plus de recherches » est une tactique des plus efficaces, surtout lorsque ces recherches sont complexes… C'est ce que nous dit en substance Stéphane Foucart : la santé publique est toujours multifactorielle. Il est très difficile d'isoler une unique cause, voire impossible. L'argument est utilisé par ces journalistes pour dénoncer les industriels, mais les antivapes qui se présentent comme des défenseurs de la santé publique agissent-ils différemment ? Comment, par exemple, isoler les impacts de la vape sur la santé, alors que l'essentiel des vapoteurs est constitué d'anciens fumeurs qui subissent ou subiront les conséquences de leur tabagisme ? Ceci dit, c'est surtout une autre chimère qui est mise en avant par les antivapes : les effets à long terme. Selon eux, il faut est très strict à l'encontre de la vape tant qu'on n'en connaît pas les effets à long terme ; voire, il faut l'interdire – comment alors connaître ses effets de long terme ? Regretter de ne pas connaître les effets à long terme sur l'arrêt du tabac ou ceux sur la santé est probablement la stratégie qui rassemble le plus les antivapes : « À ce jour, aucune étude n'a démontré l'innocuité de ce dispositif sur le long terme[64]. » (CNCT*) ; « La dangerosité de sa consommation semble être moindre que celle du tabac. Le recul insuffisant ne permet cependant pas de porter un jugement définitif sur l'opportunité, sans réserve, de sa promotion[65]. » (DNF*). Discours évidemment relayé par

[64] CNCT, « Quatrième “Mois Sans Tabac” : E-cigarettes, tabac à chauffer… Décryptage de l'Alliance contre le Tabac (ACT) », 29 octobre 2019 (https://cnct.fr/wp-content/uploads/2019/10/Pour-lire-l%E2%80%99ensemble-du-d%C3%A9cryptage-de-l%E2%80%99Alliance-.pdf).

[65] DNF, « DNF auditionnée à l'Assemblée Nationale sur la fiscalité du tabac », *op. cit.*

certains médias : « A-t-on suffisamment de recul pour mesurer les effets du vapotage sur la santé[66] ? » (Arte)

Comme on le verra, l'absence présumée de recul sur le vapotage ne limite pas l'évaluation des risques. De toute façon, exiger plus de recul est une chimère. Pourquoi ? Parce que c'est une exigence qui n'a aucune fin. Il est impossible de définir scientifiquement le long terme, surtout en santé publique. Cinq ans, huit ans, dix ans ? Si douze ans après l'introduction de la vape, rien ne montre un danger particulier pour la santé, on pourra toujours avancer qu'il faut attendre quinze ans, et ainsi de suite. Alors, quelle est la solution ? Comment prendre une décision politique informée et rationnelle si l'on peut poursuivre indéfiniment la certitude ? Stéphane Foucart suggère de ne pas accepter que toute décision politique soit inféodée à une expertise scientifique[67]. C'est sans doute judicieux, mais une autre de ses propositions paraît plus raisonnable. Il s'agirait de ne pas chercher une preuve formelle de causalité mais « un faisceau d'indices concordants » pour fonder les choix politiques. Seulement, c'est sans compter sur la capacité de certains adeptes de l'agnotologie* à brouiller ce faisceau à travers diverses techniques, comme nous allons le voir.

---

[66] Merseburger-Sill, Bärbel, « Cloper sans fumée : la nicotine revisitée », Arte, 20 septembre 2020 (www.youtube.com/watch?v=mV2h3nDpgL0).
[67] Foucart, Stéphane, « Se cacher systématiquement derrière une opinion savante est un des stigmates de la crise de crédibilité que rencontre le gouvernement », *Le Monde*, 9 mai 2020 (www.lemonde.fr/idees/article/2020/05/09/se-cacher-systematiquement-derriere-une-opinion-savante-est-un-des-stigmates-de-la-crise-de-credibilite-que-rencontre-le-gouvernement_6039154_3232.html).

DEDAIGNER OU TAIRE LES DONNEES CONTRADICTOIRES

Une première technique consiste à dédaigner les données. Dédaigner les données, c'est ne pas les contester frontalement, car on y perdrait en crédibilité lorsqu'elles sont largement acceptées, mais en atténuer la portée en insistant insidieusement sur les limites. Cette pratique agnotologique recourt alors à des termes tels que « probable », « vraisemblable », « possible », etc. C'est une façon de sembler reconnaître un fait, tout en le contestant en réalité et en instillant un doute. En voici un exemple issu de l'Alliance contre le tabac (ACT*) et du CNCT* : « La cigarette électronique, lorsqu'elle est utilisée avec les produits adaptés, est vraisemblablement moins toxique que la cigarette traditionnelle, car il n'y a ni tabac, ni combustion, donc pas d'émission de CO [monoxyde de carbone] et beaucoup moins de substances toxiques et à des doses bien moindres. Cependant, ce moindre risque vraisemblable reste à confirmer et à quantifier[68]. »

Plutôt que de dédaigner les résultats contradictoires, on peut aussi les taire. Cette fois, on n'attaque pas les données, on ne les minore même pas, on se contente de ne pas les mentionner. Par définition, il est difficile de donner des exemples puisque la technique repose sur le vide, mais il suffit de jeter un œil aux sites internet et autres publications d'associations, telles que le CNCT* ou DNF*, pour voir toute la malignité des antivapes puisque les études scientifiques et les rapports d'institutions de santé (Académie nationale de médecine*, Anses*, Public Health England*, Royal College of Physicians*, etc.) qui sont

---

[68] CNTC, « Quatrième "Mois Sans Tabac" : E-cigarettes, tabac à chauffer… Décryptage de l'Alliance contre le Tabac (ACT) », *op. cit.*

rassurants sur les effets de la vape, ne sont généralement pas cités – qu'ils rassurent sur les effets sur la santé, sur l'éventuel effet passerelle ou encore sur l'efficacité du vapotage dans le sevrage tabagique. On peut toutefois citer le site d'information Génération sans tabac* (développé par le CNCT*) en guise d'exemple de ce type de manipulation des données. Le 9 juillet 2020, cette structure nous a offert un cas de flagrant délit où l'effort d'invisibilisation de la vape a été on ne peut plus visible. Sur son site internet, Génération sans tabac* a relayé et s'est félicitée des bons chiffres de la baisse du nombre de fumeurs au Royaume-Uni. Dans cet article, l'organisation française insistait sur l'arsenal des mesures de lutte contre le tabagisme prises au Royaume-Uni et présentait ainsi les choses : « Le pays s'est fixé en 2017 de parvenir à une génération sans tabac d'ici la fin de l'année 2022. Dans cette perspective, un nouveau plan de lutte antitabac a été développé. Il est structuré autour de quatre thèmes principaux : réduire le tabagisme chez les jeunes (paquet neutre, application de l'interdiction de vente aux mineurs) ; donner accès à une formation à tous les professionnels de la santé sur la façon d'aider les patients à arrêter de fumer (accent sur les patientes enceintes et les patients dans les services psychiatriques) ; maintenir une taxation élevée pour les produits du tabac afin de rendre ces produits moins abordables financièrement ; réduire, voire supprimer les écarts de consommation selon les catégories de populations concernées avec un ciblage des mesures[69]. »

---

[69] Génération sans tabac, « Poursuite de la baisse du nombre de fumeurs au Royaume-Uni », 9 juillet 2020 (www.generationsanstabac.org/actualites/poursuite-de-la-baisse-du-nombre-de-fumeurs-au-royaume-uni/).

Étonnamment (ou pas) cela ne correspond pas aux axes du plan de santé publique britannique cité par Génération sans tabac* et le CNCT* eux-mêmes. Les points gênants pour eux ont été écartés et seuls ceux confortant leurs positions ont été retenus. En réalité, ce plan de lutte contre le tabagisme est bien décomposé en quatre thématiques, mais ce sont celles-ci : 1) priorité à la prévention ; 2) aider les fumeurs à arrêter ; 3) éliminer les écarts du taux de tabagisme ; 4) assurer une application stricte de la loi. Le recadrage opéré par Génération sans tabac* lui permet de mettre en avant ses propres priorités et d'écarter toute référence à la vape parmi les facteurs de la réduction du tabagisme au Royaume-Uni, alors qu'elle est explicitement mentionnée comme un tel facteur et un outil central du plan de lutte contre le tabagisme britannique par les deux sources officielles britanniques citées dans l'article de Génération sans tabac*. On y trouve effectivement des propos tels que ceux-ci : « Les cigarettes électroniques sont de plus en plus utilisées par les fumeurs pour aider à arrêter de fumer. Dans un récent examen des preuves, Public Health England* a constaté que le vapotage équivaut à une petite fraction du risque de fumer et que lorsque les cigarettes électroniques sont utilisées dans le cadre d'une tentative d'abandon, les taux de réussite sont comparables ou supérieurs à ceux des médicaments autorisés[70]. » Et comme une gifle infligée aux conservateurs de la lutte contre le tabagisme, le plan britannique, qui s'appuie sur la vape, précise à ce sujet, dès les propos introductifs : « Nous sommes attachés à élaborer des

---

[70] Office for National Statistics, « *Adult smoking habits in the UK: 2019* », 7 juillet 2020 (www.ons.gov.uk/peoplepopulationandcommunity/healthandsocialcare/healthandlifeexpectancies/bulletins/adultsmokinghabitsingreatbritain/2019).

politiques fondées sur des données probantes, c'est pourquoi nous cherchons à aider les gens à cesser de fumer en autorisant des technologies innovantes qui minimisent le risque [et à] maximiser la disponibilité d'alternatives plus sûres au tabagisme[71]. » La mise sous silence de ces informations par Génération sans tabac* n'est rien d'autre que de la mésinformation, sinon de la désinformation, voire une manipulation de données officielles.

RAISONNER PAR AMALGAME OU PAR ANALOGIE

Raisonner par amalgame consiste souvent à mélanger les torchons (sales) et les serviettes (propres). La confusion est généralement produite en glissant incidemment les mots « vape » ou « cigarette électronique » dans un article, un reportage ou un discours, pour l'associer à d'autres phénomènes décrédibilisants, bien que sans rapport, comme ici : « Les industriels du tabac fabriquent un produit qui tue celui qui l'utilise conformément aux indications, donc le seul moyen pour eux de poursuivre leur activité c'est de trouver de nouveaux clients ; or, quasiment personne ne se met à fumer après l'âge de vingt-cinq ans, l'immense majorité des fumeurs ont commencé avant l'âge de dix-huit ans ; donc, pour maintenir le nombre des fumeurs, *vapoteurs* et autres consommateurs de produits à base de tabac, les industriels n'ont pas d'autre choix que de recruter des adolescents. » Cette

[71] Department of Health, « *3. Eliminating variation in smoking rates* », *Towards a Smokefree Generation: A Tobacco Control Plan for England*, juillet 2017 (https://assets.publishing.service.gov.uk/government/uploads/system/uploads/attachment_data/file/630217/Towards_a_Smoke_free_Generation_-_A_Tobacco_Control_Plan_for_England_2017-2022__2_.pdf#page=18&zoom=100,53,95).

citation est de Stanton Glantz, s'exprimant dans le documentaire d'Arte évoqué plus haut, « Cloper sans fumer : la nicotine revisitée ». Ce documentaire nous offre une autre illustration magistrale du raisonnement par amalgame lorsqu'il développe, avec des détails bouleversants, le cas de Daniel, sévèrement atteint lors de la crise Evali*. Daniel est par exemple introduit comme étant « vapoteur », bien que le documentaire mentionne que son problème provient d'un usage détourné du vapotage… qui donc n'en relève pas.

On retrouve ce raisonnement par amalgame dans de nombreuses situations. C'est notamment le cas lorsque la vape est associée à la cigarette, mais ça l'est plus encore lorsqu'elle est associée au tabac chauffé car le torchon a les mêmes carreaux que la serviette. Les produits se ressemblant physiquement, il est plus facile de semer la confusion dans les esprits non avertis. Le raisonnement par amalgame est alors doublé d'un raisonnement par analogie. À cet égard, les quatre-vingt-dix minutes du documentaire d'Arte font figure de modèle : ce sont quatre-vingt-dix minutes d'amalgame entre vape, tabac chauffé (cf. chapitre 3) et cigarette.

Exagerer les faits ou raisonner par anecdote

Le meilleur exemple d'exagération est donné par le recours à la notion d'épidémie, qui d'ailleurs est un cas mixte se situant entre la technique qui consiste à effrayer et celle du raisonnement par anecdote. On entend parfois que « les cigarettes électroniques ne font qu'aggraver l'épidémie de tabagisme[72] » si l'on cite Stanton Glantz, mais le terme est

[72] Merseburger-Sill, Bärbel, « Cloper sans fumée : la nicotine revisitée », Arte, *op. cit.*

utilisé plus directement encore puisque ce qui est plus fréquemment dénoncé (par exemple, par Génération sans tabac*), c'est une « épidémie de vapotage[73] ». La notion d'épidémie de vape a été lancée en 2018, aux États-Unis, par la FDA* et l'organisation Tobbaco-Free Kids* dénonçant une explosion quantitative du vapotage chez les adolescents. Une épidémie renvoie normalement à la propagation rapide d'une maladie contagieuse, ce qui explique sa diffusion rapide. Mais il n'est pas rare que le terme soit utilisé dans une seconde acception qui qualifie, selon le *Larousse*, un phénomène pernicieux, nuisible, qui atteint un grand nombre d'individus. Ce second usage du terme est un détournement du premier à des fins stratégiques. Il vise à faire accroire à un danger avéré et important qui appelle une réponse forte et immédiate, afin d'enrayer son développement exponentiel (épidémie de suicides, de licenciements, etc.). La notion d'épidémie appliquée à la vape a tout de suite été importée en Europe et a connu son paroxysme avec la crise Evali* (pourtant très circonscrite) qui a permis de lui attacher un problème de santé – ce à quoi elle peinait à se raccrocher auparavant. Depuis, médias et associations de lutte contre le tabagisme antivapes y recourent régulièrement, bien que la vape ne soit pas une maladie, que sa pratique ne soit pas contagieuse et qu'elle ne concerne qu'une partie infime de tous les groupes sociaux.

L'avantage du recours à ce terme est qu'au-delà de la peur panique qu'il suscite, il appartient au monde de la santé. Sa portée est plus importante lorsqu'on le déploie dans un

---

[73] Génération sans tabac, « Nouvelle campagne de l'American Lung Association pour lutter contre l'épidémie de vapotage », 3 septembre 2020 (www.generationsanstabac.org/actualites/nouvelle-campagne-de-lamerican-lung-association-pour-lutter-contre-epidemie-de-vapotage/).

domaine que l'on peut rapprocher d'enjeux de santé, comme la vape, que lorsqu'il est utilisé pour qualifier des faits très éloignés de ces enjeux, comme les licenciements. Ce terme est également très efficace pour entretenir le doute car il a l'apparence du sérieux puisqu'il appartient au monde scientifique.

Une autre technique de fabrication du doute, légèrement différente, consiste à raisonner par anecdote. Il s'agit de prendre un cas et de le présenter comme étant une généralité. Le cas renvoie à des faits avérés, mais la généralisation est fausse, et souvent construite à partir de syllogismes faux. On l'a vu avec le cas de Hon Lik, un peu plus tôt, mais les exemples pullulent : quelques appareils explosent ? Conclusion : vaper est dangereux ; l'entreprise JUUL a mené une politique de marketing ciblant les jeunes ? Conclusion : tous les industriels de la vape ciblent les jeunes ; JUUL a été rachetée par l'industrie de la cigarette ? Conclusion : toute l'industrie de la vape est sous contrôle, etc.

Confondre risque et danger pour effrayer

La peur alimente le doute. Si quelque chose nous semble potentiellement terriblement dangereux, notre scepticisme envers les données sera exacerbé, par précaution. Celui qui tente de semer le doute a donc intérêt à faire peur. Plus il pourra pour cela recourir à des exemples ou termes simples, plus ce sera efficace car il touchera le grand public. Le CNCT* est friand de cette technique. On la retrouve par exemple dans la bouche de son vice-président, Pascal Diethelm, par ailleurs ancien fonctionnaire de l'OMS* : « L'individu est malgré lui entraîné dans une sorte de consommation compulsive ; par exemple, le vapoteur deux cents fois par jour, il a besoin de se remplir les poumons de vapeur contenant un insecticide[74]. » Plus grossièrement encore, on la trouve sur le site internet du CNCT* à l'entrée « cigarette électronique » de son lexique : « La vapeur inhalée est composée de propylène glycol, une substance utilisée comme antigel[75]. » La technique est déployée plus subtilement par DNF* lorsque cette association écrit que la vape « n'est pas sans danger[76] », sans préciser la teneur du danger ; ce qui permet aux plus anxieux de tout imaginer.

Pour créer l'effroi, les antivapes établissent souvent une confusion entre risque et danger. Un danger est intrinsèque à un produit ou à un comportement et indépendant de son usage ou de son adoption. Un risque peut se définir comme « l'exposition à un danger » ; c'est une sorte d'évaluation de la probabilité que tel danger se réalise concrètement. Exemple : la nicotine est hautement dangereuse et peut-être mortelle… mais consommer de la nicotine via la vape n'est peu ou pas risqué. La probabilité (le risque) qu'un usage normal et légal de la vape entraîne le décès d'un utilisateur en raison d'une surconsommation de nicotine est quasiment nulle. En novembre 2021, l'Anses* a catégorisé les constituants des émissions des produits du vapotage en fonction de leurs dangers[77]. Ce rapport lu sans faire la distinction (l'Anses* fait la distinction) entre un danger et un risque, est alarmant et anxiogène car il indique la présence de substances

---

[74] Fitoussi, Rebecca, « Cigarette électronique : un usage sans danger ? » Public Sénat, « Un monde en docs », 29 mai 2021 (www.publicsenat.fr/emission/un-monde-en-docs/cigarette-electronique-un-usage-sans-danger-189176).

[75] CNCT, « Lexique : Cigarette électronique ou e-cigarette » (https://cnct.fr/lexiques/cigarette-electronique-ou-e-cigarette/).

[76] DNF, « Le vapotage, otage des fabricants de tabac », *op. cit.*

[77] Anses, « Priorisation des substances chimiques dans les émissions des produits du vapotage », rapport d'expertise collective, novembre 2021 (www.anses.fr/fr/system/files/TABAC2020SA0016Ra.pdf).

cancérogènes, mutagènes et toxiques pour la reproduction (substances classées CMR – cancérogène, mutagène et reprotoxique). L'Anses* pourrait réaliser le même travail d'identification des dangers de « l'eau du robinet » ou de « l'air de Paris » et les résultats seraient bien plus préoccupants que ceux des émissions des produits du vapotage, mais évidemment les dangers identifiés dans ce rapport sont du pain béni pour semer la confusion avec les risques et produire des communiqués et articles antivapes alarmistes[78].

L'Anses* précise qu'une évaluation des risques du vapotage devrait être réalisée. La réalité est qu'une évaluation des risques est infiniment plus complexe et fastidieuse qu'une identification des dangers. La pratique du vapotage repose sur l'utilisation hypothétique de milliers d'e-liquides potentiellement vaporisés via des centaines de dispositifs avec un comportement de consommation quasiment propre à chaque vapoteur (cf. le triangle de la vape développé un peu plus loin). La grande diversité des produits du vapotage et des comportements de consommation de ces produits entraîne une forte hétérogénéité de la pratique de la vape. En outre, plus la vape se développe, plus elle diverge. Ainsi, depuis son apparition aux débuts des années 2010, quand elle apparaissait clairement comme une alternative au tabac, elle est devenue bien plus plurielle aujourd'hui. Actuellement, à une extrémité, la vape peut être considérée comme un produit de consommation récréatif qui s'adresse à une large population, fumeuse ou non. À une autre extrémité, elle peut être considérée comme un outil de sevrage

---

[78] Woessner, Géraldine, « Cigarette électronique : un tiers du marché échappe à tout contrôle », *Le Point*, 28 octobre 2020 (www.lepoint.fr/sante/cigarette-electronique-un-tiers-du-marche-echappe-a-tout-controle-28-10-2020-2398418_40.php).

thérapeutique pour les fumeurs. Entre ces deux extrêmes, une infinité de nuances. Et cette hétérogénéité de la vape complexifie son étude. Évaluer les risques de toutes les combinaisons potentielles est irréalisable, mais il est possible de figer certaines variables pour aboutir à des résultats solides. Faisons une expérience de pensée : imaginons que nous vivons dans un monde où le tabagisme n'existe pas encore. Imaginons qu'il émerge aujourd'hui. Combien de temps (recul) nous faudrait-il pour assurer formellement que le fait de fumer du tabac est extrêmement risqué pour les fumeurs ? Ce temps se quantifierait assurément en mois, voire en années, mais sûrement pas en décennies. Nous avons évalué les risques de plusieurs vaccins injectés à des milliards d'individus, en 2021, en quelques mois seulement et nous ne serions pas capables d'évaluer les risques liés à la vape ? Si l'on admettait que les risques de la vape sont encore mal connus, ce ne serait en aucun cas en raison d'un « manque de recul », comme l'affirment les antivapes, mais en raison de l'absence de volonté de réaliser cette évaluation. Les données toxicologiques et épidémiologiques sont disponibles ou mesurables et, pour beaucoup, déjà mesurées. Mais les organismes qui pourraient relativement facilement amplifier l'évaluation des risques du vapotage ont-ils vraiment intérêt à le faire et à ne pas s'arrêter à la notion de danger ? La suite de ce livre montrera pourquoi on peut fortement en douter.

Affirmer de fausses certitudes

Affirmer de manière péremptoire ce qui pourtant n'est pas prouvé est une technique qui permet d'instiller le doute. Chacun connaît la phrase du peintre britannique Francis

Bacon : « Calomniez, calomniez, il en restera toujours quelque chose. » Cette technique fonctionne d'autant mieux que l'affirmation est répétée ou/et qu'elle l'est par un acteur qui dispose d'une légitimité technique ou scientifique ; c'est-à-dire qu'il est identifié comme un spécialiste. L'OMS nous en donne un exemple lorsqu'elle affirme que « les cigarettes électroniques ne contiennent pas de tabac mais sont nocives pour la santé[79] ». Lorsqu'il jouit de cette légitimité, celui qui prend la parole dispose alors d'une confiance a priori ; ce qui malheureusement lui permet parfois d'affirmer des contre-vérités sans être contesté par les non-spécialistes, quitte à affirmer des grossièretés – comme Stanton Glantz dans cet extrait du documentaire d'Arte déjà cité : « Cet aérosol, ce sont des particules microscopiques qui font un cinquantième ou un centième de la taille d'un cheveu et qui sont extrêmement dangereuses ; elles provoquent des infarctus, des maladies pulmonaires, des AVC et des maladies inflammatoires. Sur ce plan, il n'y a pas de différence entre la cigarette électronique et la cigarette classique[80]. » On pourrait mettre ces affirmations hasardeuses sur le compte de la maladresse ou de l'erreur de bonne foi ; après tout, chacun peut se tromper. Mais, en réalité, il s'agit bien d'une stratégie délibérée destinée à entretenir le doute sur la vape de manière fallacieuse. Une stratégie que certains antivapes, interlocuteurs privilégiés des autorités publiques françaises, n'hésitent pas à déployer. Gérard Audureau, président de DNF* et vice-président de l'ACT*, le

---

[79] OMS, « Tabac », 25 mai 2022 (www.who.int/fr/news-room/fact-sheets/detail/tobacco).
[80] Merseburger-Sill, Bärbel, « Cloper sans fumée : la nicotine revisitée », Arte, *op. cit.*

reconnaissait ouvertement, face caméra, lors du Sommet de la vape de 2017 :

> « Face à ces gens qui nous agressent en permanence, je suis obligé de produire des preuves ; même si elles sont fausses, ça m'est égal. Je suis obligé de produire tout ce qui est dit au sujet de la vape et qui va dans le sens de : "Non, c'est pas si innocent que ça."[81]. »

Peut-être ces éminentes associations de l'establishment de la lutte contre le tabagisme doivent-elles effectivement faire face à des provapes virulents, voire désagréables, mais cela justifie-t-il de diffuser sciemment de fausses informations afin d'influencer les comportements individuels et les politiques publiques ?

Proposer des causalites alternatives

Plus subtile que le mensonge pur et simple, la causalité alternative a été l'une des principales techniques d'agnotologie* déployées par les fabricants de cigarettes au siècle dernier. Il s'agissait de mettre en avant d'autres facteurs explicatifs du cancer. Cela donnait quelque chose comme : « Vous ne pouvez pas prouver que fumer provoque le cancer. Pourquoi le cancer de ce monsieur ne serait-il pas dû à son mode de vie sédentaire, à des facteurs génétiques ou encore à son environnement pollué ? Il est prouvé que ces facteurs provoquent des cancers. » Aujourd'hui, les antivapes ne sont pas les derniers lorsqu'il s'agit de recourir à cette technique. C'est ce qu'ils font

[81] Audureau, Gérard, interview à l'occasion du Sommet de la Vape, à Paris, en mars 2017 (www.youtube.com/watch?v=bbUAE0gUACY&t=18s).

lorsqu'ils prétendent que ce sont leurs politiques de lutte contre le tabagisme qui sont l'unique facteur de la réduction du tabagisme : « Vous ne pouvez pas prouver que la vape réduit le tabagisme car les fumeurs sont également soumis aux politiques conventionnelles de lutte contre le tabagisme (hausse des prix, paquet neutre, etc.). »

CONFONDRE CAUSALITE ET CORRELATION

L'exemple de l'impact des politiques de lutte contre le tabagisme est aussi une illustration d'une technique d'agnotologie* consistant à confondre délibérément causalité et corrélation. Dans cet exemple, cela consiste à dire : « Le tabagisme baisse au moment où il y a des politiques de lutte contre le tabagisme plus strictes donc la baisse du tabagisme est liée à ces politiques. » Cette causalité audacieuse est d'autant plus troublante que les antivapes, dans un nouveau raisonnement asymétrique, la refusent aux provapes. Ils n'admettent pas la causalité selon laquelle « le tabagisme baisse là où la vape augmente, donc la vape réduit le tabagisme », y compris lorsqu'elle est appuyée par les données des institutions de santé britanniques ou par des Eurobaromètres. Au contraire même, sur ce point, le nombre est retourné contre la vape par les antivapes. Plus il y a de vapoteurs, plus c'est mal. C'est ce que signifiait l'eurodéputée Europe Écologie Les Verts Michèle Rivasi, en disant : « Je voudrais quand même vous donner quelques chiffres. En 2014, il y avait 7,2 % de jeunes qui vapaient et en 2017 ils sont passés à 14 %[82]. » La conclusion pourrait être tout autre en considérant que ces jeunes qui

[82] Fitoussi, Rebecca, « Cigarette électronique : un usage sans danger ? », Public Sénat, *op. cit.*

vapent sont autant de jeunes qui ne fument pas, ou moins. L'article retiré de Stanton Glantz sur les maladies cardiovasculaires, dont nous avons déjà parlé, est une autre illustration de transformation d'une corrélation en causalité. Cette opération, pour le moins maladroite, quand elle n'est pas fallacieuse, est également très fréquente lorsque les antivapes essaient de mettre en avant un effet passerelle de la vape vers le tabagisme[83]. Les fausses causalités déployées contre la vape foisonnent, mais nous n'en donnerons qu'un dernier exemple – qui aurait pu prêter à sourire si des vies n'avaient pas été en jeu. Il s'agit de l'association faite, en 2020 (au plus fort de la crise du coronavirus) par le Surgeon General of the United States (soit l'administrateur de la santé publique aux États-Unis), entre le nombre de vapoteurs et le risque Covid. Selon lui, si dans les pays où le coronavirus circulait le plus on trouvait de nombreux vapoteurs, comme en Italie, c'était probablement que [causalité] la vape accroissait l'épidémie de coronavirus[84]…

DIVERSIFIER LES PROBLEMES

Selon Gérard Audureau (pour rappel, président de l'association DNF* et vice-président de l'association ACT*), on découvre chaque jour un effet négatif différent lié à la vape. Par exemple, sur son compte Twitter (@SansTabac92), le 12 janvier 2021, il annonce que la cigarette électronique déclenche des inflammations intestinales chroniques ; le 10 mars de la même année, il annonce que la cigarette électronique est mauvaise

[83] Bates, Clive, « *The critic's guide to bad vaping science* », décembre 2016 (www.clivebates.com/documents/BadScienceBriefing1.pdf).
[84] Interview dans l'émission « Today Show » sur NBC, 23 mars 2020 (https://app.criticalmention.com/app/#clip/view/ec57842a-2476-4295-bd47-6a189e3b0a07?token=7405aa97-302e-4866-9e22-e5165715b003).

pour les dents ; le 14 mars, qu'elle endommage les cellules ADN ; le 26 avril, qu'elle est associée à la consommation de drogues de synthèse. Après la pause estivale, le 7 septembre, il affirme que la cigarette électronique déclenche des thromboses ; le 17 septembre, elle déclenche des maladies cardiaques et pulmonaires ; le 20 septembre, elle est à l'origine de phénomènes de boulimie, d'anorexie et d'hyperphagie. Ce bref exemple illustre bien la stratégie de diversification des problèmes. Il s'agit de faire en sorte qu'il existe toujours un doute autour de la vape, en faisant se succéder les types de doutes. Peu importe si les sources sont de qualité scientifique douteuse (*Femme Actuelle*, *Sciences et Avenir*, *Pourquoi Docteur*, etc.). Peu importe de tronquer leurs propos, comme dans le cas de l'article de *Pourquoi Docteur* qui conclut en sous-titre à « une absence de dégradation de l'ADN » du fait de la vape, mais dont le tweet de Gérard Audureau ne met en exergue que la phrase choc en fin d'article (« La vape est assurément toxique. » – propos émanant d'un membre de sa propre association l'ACT* et qui ne cite aucune donnée). Peu importe de mentir en affirmant que la vape provoque des troubles alimentaires dans un tweet du 17 septembre 2021, alors que l'article cité en référence, inaccessible au commun des mortels, n'affirme pas une telle causalité[85].

Ce qui compte pour les antivapes, c'est de pouvoir mettre en avant un nouveau problème lorsqu'une réponse est apportée à un autre problème ou que celui-ci échoue à trouver un écho. Les antivapes ont recours à la diversification des problèmes pour faire diversion. Ces deux mots ont la même racine : *diversifier* les problèmes vise à faire *diversion* de manière à ce que

[85] Ganson, Kyle T. et Nagata, Jason M., « *Associations between vaping and eating disorder diagnosis and risk among college students* », *Eating Behaviors*, vol. 43, 2021.

l'association « vape = problème » soit toujours à l'agenda. Non seulement la diversification permet d'épuiser les ressources des provapes mais, surtout, par accumulation, l'idée que « vape = problème » s'instille dans les esprits. Historiquement, l'accumulation de leurres a à peu près procédé ainsi : la vape est dangereuse pour la santé ; puis, à défaut de pouvoir le démontrer, les antivapes ont affirmé que la vape présentait un risque en termes de sécurité du matériel ; ensuite, la critique a porté sur l'inefficacité de la vape pour lutter contre le tabagisme ; puis l'effet passerelle a été mis en avant. À la manière, encore une fois, des complotistes qui répondent à un argument défavorable en dégageant un nouveau problème, à chaque fois, les antivapes mettent en avant un nouveau problème auquel il est toujours plus difficile scientifiquement d'apporter une certitude absolue, quand bien même il n'existe pas de doute raisonnable – ce qui permet de mobiliser la technique consistant à demander toujours plus de preuves pour entretenir le doute. Cette technique est aussi connue sous le nom du principe des hypothèses ad hoc où, quand une thèse est mise en difficulté, plutôt que de reconnaître que la thèse est fausse, on formule une nouvelle hypothèse qui pourrait l'expliquer.

Aujourd'hui, les antivapes mettent très souvent en avant le problème de la captation du marché de la vape par les industriels de la cigarette. C'est notamment le cas du CNCT*, ici par la voix de son vice-président, Pascal Diethelm : « Tout indique [que la vape] est moins nocive que la cigarette consumée mais, en fait, le vrai enjeu est un petit peu différent. Je crois que quand Monsieur Béziau [vice-président de l'association Sovape] a dit que 80 % du marché de la cigarette est contrôlé par des petits fabricants, des distributeurs qui sont très sérieux mais qui sont une sorte de tissu local bien implanté et qui offrent des services à leurs clients, c'est une situation qui ne va pas durer parce qu'on est en face d'un marché qui est fragmenté et qui est fragile. De l'autre côté, on a l'industrie du tabac qui, perdant des parts de marché sur la cigarette, va vouloir mettre le grappin sur ce marché et va utiliser sa force de frappe de marketing[86]. » Les antivapes en arrivent donc à inventer un problème qui, hypothétiquement, pourrait potentiellement se produire et éventuellement produire des effets regrettables. Mais, bien entendu, ce qui n'est qu'une conjecture est présentée comme une certitude par les antivapes.

S'APPUYER SUR DES ETUDES ET DES INTERPRETATIONS BIAISEES

Clive Bates qui a dirigé pendant plusieurs années la célèbre organisation de lutte contre le tabagisme Action on Smoking and Health (ASH*), a rédigé il y a quelques années un guide de la mauvaise science consacrée au vapotage[87]. Il y liste plus de 40 biais fréquents dans les études médicales ou de santé publique qui tendent à dénigrer la vape. Il dénonce par exemple les études faites sur certains animaux, dont le corps réagit différemment de celui de l'homme en termes toxicologiques, ainsi que l'amalgame entre effet et danger dès lors qu'un effet quelconque est observé sur le corps, l'absence de prise en compte des multiples facteurs menant au tabagisme dans les études sur l'effet passerelle, l'exclusion d'emblée de la vape

---

86 Fitoussi, Rebecca, « Cigarette électronique : un usage sans danger ? », Public Sénat, *op. cit.*

87 Sur le blog du consultant américain Clive Bates, « *The critic's guide to bad vaping science* », *op. cit.*

comme facteur explicatif potentiel de la réduction du tabagisme, l'inclusion de jeunes adultes dans les études parlant du vapotage des enfants, la mise sous silence des effets positifs de la vape en comparaison avec les effets du tabagisme, les postulats récurrents et non démontrés tels que le fait que les doubles utilisateurs (vape et cigarettes) auraient totalement arrêté de fumer s'ils ne vapaient pas, etc.

Nous ne pouvons pas tous les détailler ici, mais il est important de souligner deux biais fondamentaux présents dans de nombreuses études antivapes. Le premier est celui de tirer des conclusions sans pouvoir étudier les effets de la vape sur des populations « saines », car l'essentiel des vapoteurs sont d'anciens fumeurs. Le deuxième est celui de la création de situations cliniques ou toxicologiques sans aucun rapport avec la réalité, pour évaluer l'efficacité et la sécurité de la vape. Par exemple, des mesures sont régulièrement effectuées à partir d'équipements de vapotage utilisés à des températures qui ne correspondent pas aux pratiques des consommateurs, et surtout qui n'y correspondront jamais. C'est le cas par exemple des études se basant sur la surchauffe des e-liquides pour mesurer les produits de la dégradation thermique, comme le formaldéhyde. Mais les vapoteurs ne se retrouvent jamais dans cette situation ; à tout le moins, ils n'en font pas une situation de vapotage usuelle car le goût produit est repoussant. Tout comme un adepte du steak bien cuit ne mange pas une viande brûlée car c'est immangeable, un vapoteur ne consommera pas un e-liquide surchauffé. Pourtant, certains se fondent sur ces études afin de projeter des risques du vapotage sur la santé humaine. Dans le même ordre d'idées, la plupart des études ne prennent pas en compte la complexité du vapotage, parce qu'elle est précisément complexe. Les effets du vapotage sont liés à un triangle factoriel qui crée des situations nombreuses et potentiellement très différentes, les unes des autres. Effectivement, et sans même considérer les facteurs extérieurs collectifs et individuels, on ne peut comprendre les conséquences du vapotage qu'en introduisant dans l'équation, 1) le matériel ; 2) les e-liquides ; et 3) l'usage qui est fait des deux premiers termes de l'équation par l'individu qui vape. Le mot-clé du facteur e-liquide est la composition, celui du matériel est le dimensionnement et celui du comportement est l'addiction. L'étude de ces trois facteurs relève de domaines différents comme la chimie, la physiologie, la physique ou la psychologie.

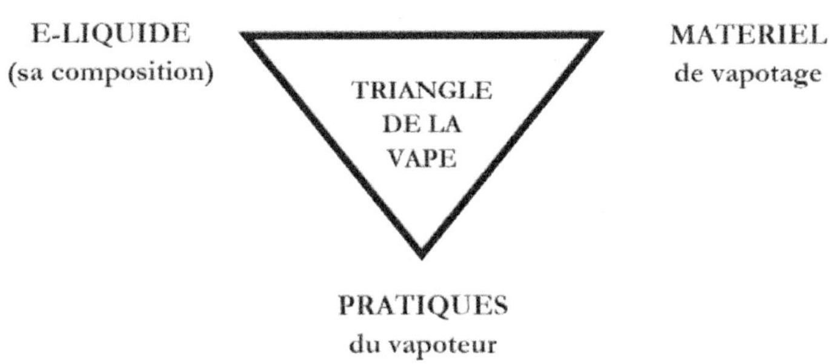

Pour arriver à des résultats interprétables, les études cliniques et toxicologiques de la vape réduisent presque toujours les facteurs du triangle de la vape à un ou deux d'entre eux. Seulement, cela ne correspond aucunement aux situations réelles. Tous les vapoteurs ne règlent pas leur matériel de la même façon, tous les vapoteurs ne consomment pas le même e-liquide et tous les vapoteurs ne vapent pas avec la même fréquence ou la même intensité. Les paramètres comportementaux sont les plus éludés des tentatives d'évaluation des risques du vapotage. La partie matérielle est également souvent réduite à l'utilisation d'un unique modèle, quand la diversité des e-liquides est considérée, bien que régulièrement approximée. Un antivape pourra toujours critiquer une approximation conduisant à des risques limités ou faibles et pourra toujours extrapoler sur l'ensemble de la pratique une approximation de conditions entraînant des risques importants. Et un provape pourra toujours en faire de même, mais avec une force persuasive bien moindre (cf. chapitres 4 et 5). Ces études réductrices et décontextualisées qui ne correspondent pas aux conditions normales d'utilisation, ne devraient donc pas servir seules à fonder des politiques publiques. A minima, il conviendrait d'intégrer également les observations et approches empiriques des praticiens. Pourtant, ce type d'études cliniques constitue l'essentiel des sources utilisées par les décideurs. L'exemple le plus typique est probablement le rapport Scheer*, produit à la demande de la Commission européenne pour évaluer scientifiquement la cigarette électronique et éclairer l'évolution du cadre législatif européen[88]. Ce rapport s'appuie en effet sur des études qui cumulent tous les types de failles méthodologiques : celles que nous venons d'évoquer et certaines études dites RCT* (« *randomized controlled trial* », ou « essai randomisé contrôlé », en français) et méta-analyses que nous allons aborder[89].

---

[88] Commission européenne, « *Scientific Committee on Health, Environmental and Emerging Risks (Scheer): Opinion on electronic cigarettes* » , *op. cit.*

[89] Ingésciences, « Avis d'expert sur l'évaluation du cadre législatif pour la lutte antitabac », 17 juin 2022.

Ces études consacrées à la vape sont également souvent peu fiables. Elles consistent à comparer plusieurs groupes constitués aléatoirement, après une sélection rigoureuse de l'éligibilité des participants. La méthode est née en médecine afin d'évaluer l'intérêt de différentes thérapies. Elle a fait ses preuves et est même souvent qualifiée de « *gold standard* » (ou étalon or) méthodologique. Depuis, elle s'est étendue aux sciences sociales. Pour la vape, la méthode a donné des résultats contrastés. Bien que certaines études RCT* aient montré qu'elle est un outil de sevrage plus efficace que les traitements nicotiniques de substitution, d'autres se sont montrées plus sceptiques. Quelle conclusion en tirer alors ? À ce stade, aucune car ces études souffrent, elles aussi, de ne pas intégrer la diversité des modes de vapotage. Elles constituent une méthode viable pour analyser les effets d'un changement simple de l'environnement du participant (comme prendre un nouveau médicament), mais elles sont mal adaptées à l'étude d'effets multifactoriels de pratiques complexes. Nous avons parlé du triangle de la vape plus haut ; il n'est pas pris en compte dans l'essentiel des études RCT*. De même pour comprendre les effets de la vape sur l'arrêt du tabac, il faudrait intégrer systématiquement d'autres éléments explicatifs. On devrait par exemple considérer le facteur de l'accompagnement du vapoteur par un proche, par un « vape shop » ou par un médecin, ainsi que le type de suivi. À la suite d'une thèse de médecine soutenue en février 2021[90], on sait par exemple que les vapoteurs accompagnés par des vape shops ont plus de

[90] Le Mehaute, Thibaud, « La transition vers le vapotage exclusif est-elle liée au type d'accompagnement chez les vapoteurs ? Étude réalisée en Ille-et-Vilaine », thèse de doctorat en médecine, 2021 (https://ged.univ-rennes1.fr/nuxeo/site/esupversions/6ac38520-7d58-4f46-9af3-ba11efbbe869?inline).

chances d'arrêter de fumer que lorsqu'ils le sont par des professionnels de santé non spécialistes. Il faudrait également évaluer l'intention et la volonté initiales du vapoteur de cesser de fumer. Les études RCT* ne proposent pas une telle finesse et donc sont d'une fiabilité plus limitée en matière de vape que sur d'autres sujets.

Enfin, on ne peut s'empêcher de citer les méta-analyses. C'est par exemple à partir de l'une d'entre elles que Génération sans tabac* mettait récemment en cause l'efficacité de la vape dans le sevrage tabagique[91]. Il s'agit d'études de seconde main qui compilent les résultats d'autres études. Les méta-analyses sont censées avoir plusieurs vertus : augmenter la taille des cohortes par addition des cas, donc augmenter la pertinence des statistiques ; éviter les biais de sélection puisque les cas particuliers étudiés ont été choisis par des auteurs différents ; et, pour la même raison, éviter le *cherry picking**. Cela, c'est dans un monde idéal. Bien que certaines méta-analyses livrent des conclusions positives sur la vape ,il faut reconnaître que, dans la réalité, les méta-analyses comportent de nombreuses failles, telle celle de comparer des éléments incomparables car les auteurs d'origine n'avaient pas les mêmes critères de sélection des cas ou encore celle de comparer des études qui ont été réalisées sur des périodes très étalées alors que de nouvelles pratiques ou la diffusion de savoirs a pu altérer les comportements des cas étudiés. Mais les méta-analyses présentent quatre gros avantages. Le premier est qu'elles sont confortables pour le chercheur car il n'a pas à produire les

[91] Génération sans tabac, « L'efficacité des cigarettes électroniques dans le sevrage tabagique toujours en question », 5 novembre 2021 (www.generationsanstabac.org/actualites/efficacite-des-cigarettes-electroniques-dans-le-sevrage-tabagique-toujours-en-question/).

sources de première main lui-même. Le deuxième est qu'elles « font très scientifique » car elles sont une synthèse de données publiées par des scientifiques ; elles donnent aussi l'impression d'être « scientifiques au carré ». Le troisième est qu'elles sont les plus faciles à truquer : il suffit pour cela d'exclure de la méta-analyse certaines études qui ne vont pas dans le sens qui est le vôtre. Le quatrième est qu'elles sont difficiles à contester car cela implique non seulement de s'intéresser à la méthodologie de la compilation mais aussi, pour bien faire, de décortiquer chaque étude compilée (dont des RCT* peu fiables). Est-il alors surprenant de constater qu'il s'agit d'une méthodologie très souvent retenue par les antivapes ? Par exemple, souvenons-nous de ce que nous avons écrit il y a quelques pages sur les travaux de Stanton Glantz retirés des revues académiques ; il s'agissait de méta-analyses…

REJETER SYSTEMATIQUEMENT LES DONNEES CONFIRMANT LES POSITIONS DES INDUSTRIELS

Pour entretenir le doute, lorsque les données sont trop nombreuses et trop convergentes pour être simplement dédaignées ou tues, on peut encore les récuser, c'est-à-dire contester leur pertinence. Les antivapes ont sans doute inventé le parangon de cette technique d'agnotologie* puisque, plutôt que de contester une à une chaque étude qui les contredit, ils contestent le principe même de mener des études sur l'utilité de la vape en termes de sevrage tabagique. Elles seraient trompeuses par principe. La technique des antivapes repose sur deux ressorts, chacun visant à nier la scientificité des données contradictoires. Le premier s'appuie sur le rejet de l'approche par la réduction des risques. Ainsi, aux États-Unis, l'organisation Truth Initiative, qui se décrit comme la plus grosse association de santé publique et dont le slogan est de vouloir « un monde sans cigarette, sans vape et sans nicotine », admet que la réduction des risques est une stratégie de santé publique mais considère qu'elle est dévoyée par la vape. Cependant, plutôt que de démontrer que la vape n'est pas un outil de réduction de risque efficace, les antivapes s'attaquent au principe de réduction des risques. Ils nient le caractère scientifique de la démarche. La réduction des risques est présentée comme une pure vue de l'esprit. C'est par exemple le cas tout au long du fameux article de Stéphane Horel, sur le fond et sur la forme ; puisque la notion de réduction des risques est, comme on l'a dit, systématiquement écrite entre guillemets afin de la dénigrer[92]. La même logique est appliquée par la Commission européenne lorsqu'elle demande au comité Scheer* d'exclure la réduction des risques du spectre de son état des lieux scientifiques sur la vape, comme relaté dans notre introduction. C'est aussi on ne peut plus explicite dans une lettre ouverte adressée aux négociateurs de la Convention-cadre de l'OMS pour la lutte antitabac (CCLAT*) par l'ACT* et d'autres organisations qui assimilent la nicotine à une drogue dure. Elle s'intitule d'ailleurs « "La réduction des risques" entretient l'épidémie mondiale de tabagisme[93] ». Quel meilleur moyen de semer le doute sur un sujet que de mettre en cause le sujet lui-même ? Pourtant la réduction des risques est une approche scientifiquement établie et utilisée dans les politiques publiques menées par de nombreuses institutions reconnues,

---

[92] Horel, Stéphane, Keyser, Ties et Luimes, Tim, « Vapotage : les vrais millions des fausses organisations de consommateurs », *Le Monde*, *op. cit.*

[93] A Non-Smoking Generation, « *"Harm-reduction" maintains the global tobacco epidemic* » (https://nonsmoking.se/harm-reduction-maintains-the-global-tobacco-epidemic/).

dont par exemple l'Observatoire européen des drogues et des toxicomanies ou l'OFDT* – qui a même publié un guide pour inciter à mener des politiques de réduction des risques[94]. Quel est l'argument scientifique des antivapes pour nier sans réserve cette approche de santé publique ? Aucun. L'argumentation procède par amalgame qui conduit à jeter le bébé avec l'eau du bain. Cet amalgame permettant de rejeter la réduction des risques nous conduit au second ressort utilisé pour récuser les données contradictoires : le postulat selon lequel les industriels seraient des falsificateurs de science par essence.

En effet, pour les antivapes la stratégie de réduction des risques ne serait pas valide car elle est soutenue par les industriels. C'est leur argument principal, bien plus que des arguments de fond. Pour les antivapes, tout ce qui vient du privé à but commercial n'est pas crédible par nature. Par extension, toutes les positions des industriels qui sont confirmées par des données indépendantes sont douteuses. Les données qui devraient faire changer d'avis ceux qui sont mis en défaut ne les conduisent pas à revoir leur opinion. La confrontation à des faits contradictoires peut paradoxalement renforcer une conviction. On appelle cela l'effet *backfire*, ou retour de flamme.[95] Ce mode de pensée est parfaitement résumé dans les propos suivants de Stéphane Horel et ses coauteurs : « Les firmes s'emploient à faire passer leur matériau de lobbying scientifique pour l'état de la science. Elles veulent voir leurs études validées, agrémentées d'un coup de tampon officiel ; voire financées sur fonds publics. Mais elles ont aussi

---

[94] OFDT, « Réduction des risques [recommandations aux professionnels] », 2014 (www.ofdt.fr/aide-aux-acteurs/reduction-des-risques/).

[95] Durand, Thomas C., *Quand est-ce qu'on biaise ? Comment ne pas se faire manipuler*, Humensciences, 2019.

besoin de disséminer leurs informations et de recruter des défenseurs, parfois à leur insu. Cherchant sans cesse l'aval d'acteurs de terrain, les stratèges de l'industrie ne s'encombrent d'aucun scrupule[96]. » Cette vision est également partagée par les associations conservatrices de la lutte contre le tabagisme et propagée par les scientifiques sur lesquels elles s'appuient le plus, en particulier le Tobacco Control Research Group. Ces acteurs diffusent une vision binaire du monde et de la science. Il y a les bons et les méchants, mais pas d'entre-deux, pas de complexité possible. Les bons sont ceux qui partagent leur point de vue et les méchants sont ceux qui ne le partagent pas. Si ce sont des scientifiques qui ne le partagent pas, c'est qu'ils sont corrompus par l'industrie, qui est nécessairement motivée par de méchantes fins. Si ce sont des acteurs de santé de terrain qui ne le partagent pas, c'est qu'ils se font flouer par l'industrie. Ces antivapes partent du postulat, qu'ils ne démontrent jamais, selon lequel les industriels de la vape sont retors, prêts à tout, et même à la solde de l'industrie de la cigarette.

Comme ces gentils sont des lobbyistes professionnels de la lutte contre le tabagisme, ils connaissent parfaitement le principe de l'agnotologie* et son histoire. Dès lors, plutôt que de chercher à savoir si les études faites par les industriels ou si les études qui confirment les propos des industriels sont vraies sur le fond, ils ne s'intéressent qu'aux éventuelles techniques qui permettraient aux industriels de les faire passer pour vraies ou de créer le doute car cela a effectivement existé par le passé. Le biais est flagrant dans la biographie sur Twitter d'une des chercheuses du Tobacco Control Research Group, @tess_legg,

---

[96] Horel, Stéphane, Foucart, Stéphane et Laurens, Sylvain, « "C'est la possibilité même de la diffusion de la vérité scientifique auprès du plus grand nombre qui se trouve désormais attaquée." », *Le Monde*, *op. cit.*

qui décrit son activité comme de « la recherche sur les activités politiques des entreprises en particulier leur influence sur la science ». Les entreprises sont présumées coupables car intéressées ; l'instrumentalisation de la science par les associations antivapes n'est pas une hypothèse, alors que des intérêts politiques, idéologiques mais aussi économiques sont aussi en jeu pour elles. C'est ce que l'on appelle un biais de confirmation*. Systématiquement, ces antivapes ne retiennent, et même ne testent que ce qui peut confirmer leurs préjugés. C'est donc à partir d'une approche scientifique biaisée car non neutre, qu'ils accusent les données favorables à la vape de ne pas être neutres et qu'ils s'autorisent à ne pas les discuter sur le fond.

INVOQUER DES ARGUMENTS D'AUTORITE

On l'a déjà très rapidement évoquée, mais une autre manière utilisée par les antivapes pour instiller le doute tout en interdisant le débat, consiste à invoquer des arguments d'autorité. Un argument d'autorité repose sur la légitimité réelle ou supposée de celui qui l'a énoncé, plutôt que sur la valeur sur le fond de l'affirmation. Parce que la référence invoquée est censée être incontestable, son propos l'est aussi a priori. C'est une technique qui repose sur les accomplissements passés de celui qui est invoqué ou sur sa consécration juridique ou encore médiatique. La validité scientifique d'une donnée est censée reposer sur l'état à un moment précis de ce que l'on appelle le consensus scientifique. Contrairement à une idée reçue, un consensus scientifique ne correspond pas à un avis unanime des scientifiques car c'est quasiment inatteignable et la contestation fait partie de la démarche scientifique. En réalité, dans le monde de la science, on considère qu'il y a consensus scientifique lorsqu'il existe un accord largement majoritaire de la communauté scientifique sur un sujet. L'argument d'autorité permet de s'affranchir de cette logique scientifique fondamentale en faisant reposer la validité de la donnée non pas sur une multiplicité d'études convergentes, mais sur la légitimité d'une source en particulier. Or, une source, aussi légitime soit-elle, peut toujours se tromper, comme *The Lancet* et sa célèbre étude rétractée sur les liens entre vaccin et autisme[97]. Lorsqu'ils misent sur cette technique, les antivapes ont l'habitude d'invoquer l'OMS car elle est une institution qui fait autorité dans le domaine de la santé. On pourrait même dire que l'OMS *est* l'institution qui fait autorité dans le domaine de la santé. Elle jouit de ce statut non pas parce qu'elle est infaillible mais parce qu'elle est la seule à être identifiée par le commun des mortels ; à l'inverse par exemple de la HAS*, de Public Health England* ou de Santé publique France* que la plupart des gens situent mal. Pour les antivapes, l'OMS est en tout cas la seule source qui vaille, en témoigne l'entrée « cigarette électronique » du lexique produit par le CNCT* qui affirme que « cet appareil permet de simuler l'utilisation d'une cigarette mais aucune étude de l'OMS ne permet, à ce jour, de valider sa non-toxicité ou son efficacité dans le sevrage tabagique. En outre, les cigarettes électroniques tendent à maintenir la gestuelle du fait de fumer et la dépendance comportementale associée. Elles constituent également un obstacle au processus de dénormalisation qui vise à supprimer

---

[97] Hajji-Fiacre, Ilham, « La revue *The Lancet* sur l'étude liant vaccin ROR et autisme », France 24, 2 février 2010 (www.france24.com/fr/20100202-revue-the-lancet-r-tracte-tude-liant-vaccin-ror-autisme).

la cigarette comme une norme de la société. L'OMS demande son interdiction[98] ».

Si elle ne demande pas véritablement son interdiction, l'OMS n'est pas franchement favorable à la vape, c'est indéniable. Depuis un premier avis forgé dans la précipitation, dès 2012, son opinion n'a pas évolué d'un iota. Pour autant, sa position n'est pas incontestable ; elle est d'ailleurs remise en question par quantité d'autres autorités de santé. Elle l'est d'autant plus que, sur ce sujet, l'OMS n'est pas exempte de conflits d'intérêts, comme nous le développerons plus loin (cf. chapitre 2). Il reste que, pour les antivapes, invoquer l'OMS fonctionne comme une sorte d'incantation divine car, comme l'écrivait ACT* le 17 décembre 2019 (pour voler au secours de l'OMS critiquée par l'Académie nationale de médecine* pour son traitement de la vape), « l'OMS est une institution éminemment respectable[99] ». Puisque l'OMS le dit, ou semble le dire, c'est nécessairement vrai et toute contestation ne saurait qu'être l'œuvre d'hérétiques sans foi, ni loi. Invoquer l'OMS permet donc à la fois de semer le doute et de s'affranchir d'une discussion contradictoire. Cela permet d'écarter tout débat dans les champs non spécialistes du sujet puisque ceux qui y évoluent accordent aveuglément foi à l'OMS, à défaut de connaître d'autres autorités de santé ou l'expérience des praticiens.

---

98 CNCT, « Lexique : Cigarette électronique ou e-cigarette », *op. cit.*

99 Le communiqué de l'ACT n'est plus disponible en ligne mais on en trouve de nombreuses traces, notamment sur le blog du célèbre journaliste en santé, Jean-Yves Nau, décédé en 2020 (https://jeanyvesnau.com/).

PRETEXTER LE PRINCIPE DE PRECAUTION

Il est un autre argument d'autorité central dans la production du doute par les antivapes : l'invocation du principe de précaution. Au sujet de la vape, le principe de précaution fonctionne comme un argument d'autorité ; c'est-à-dire que c'est son nom bien plus que son fond qui sert d'argument. Par nature, le principe de précaution vaut en situation d'incertitude. Y faire référence c'est donc instiller l'idée de l'existence d'un doute. La notion de « principe » complique la contestation de ce doute puisqu'un principe est une règle, quelque chose qui s'impose, qui vaut en tout temps et pour tous ; faire valoir le « principe » de « précaution », c'est afficher la certitude de l'incertitude. Cette règle s'impose d'autant plus à chacun qu'elle est inscrite dans le droit depuis la loi Barnier de 1995 et constitutionnalisé dans la Charte de l'environnement, depuis 2005. Mais l'autorité, la force de ce principe ne tient pas tant à sa reconnaissance juridique qu'à sa valeur sociétale. La force du principe est que, comme l'OMS, tout le monde en a entendu parler ; c'est une norme juridique et sociale. Les deux en réalité se sont renforcées : en entrant dans le droit, ce principe est entré dans la langue au-delà du droit. Ainsi, alors que la Constitution n'exige l'application du principe de précaution que dans le domaine environnemental, dans le langage courant, le principe de précaution est invoqué dans de nombreux autres domaines, dont la santé. Dans le langage courant, le principe de précaution a également été dévoyé de son sens initial. L'Académie des sciences s'était opposée à la constitutionnalisation du principe de précaution, craignant ses effets pervers. Elle s'inquiétait en particulier, qu'alors qu'il est un principe d'action, qu'il ne devienne plus qu'un principe d'inaction. Si l'on suit certains sociologues cette crainte s'est malheureusement concrétisée et est même devenue le fait idéologique majeur du xxie siècle[100]. C'est ce qu'ils appellent le « précautionnisme ». À l'origine, le principe de précaution est un principe qui nous dit ce qu'il faut faire en situation d'incertitude ; il semble être devenu un principe de plus en plus invoqué alors qu'il n'existe pas de doute raisonnable et un principe qui nous dit de ne pas faire tant que l'on n'est pas certain, alors que la certitude est une quête impossible. De sorte que le principe de précaution tend à devenir un instrument politique plutôt que technique.

Dans la loi Barnier, le principe de précaution dispose que « l'absence de certitudes, compte tenu des connaissances scientifiques et techniques du moment, ne doit pas retarder l'adoption de mesures effectives et proportionnées visant à prévenir un risque de dommages graves et irréversibles à l'environnement à un coût économique acceptable ». Les antivapes considèrent que l'absence de certitudes sur les dangers de la vape ne doit pas retarder des mesures contraignantes à son encontre. Mais, en respectant l'esprit et la lettre du principe, on pourrait considérer que l'absence de certitudes sur les dangers de la vape ne doit pas retarder sa diffusion face au risque, lui avéré, de dommages graves et irréversibles du tabagisme sur la santé. Pour nous, la vape est un parachute disponible sur le dos du fumeur en chute libre, mais on lui déconseille de l'actionner au principe que deux ou trois coutures ne semblent pas parfaitement cousues.

Ce sont des points de vue bien différents. On pourrait en débattre, on devrait en débattre. Le principe de précaution

[100] Bronner, Gérald et Géhin, Étienne, *L'Inquiétant Principe de précaution*, Presses universitaires de France, 2010.

devrait même être la justification d'un débat sincère. Ce débat serait tronqué car, pour reprendre Gérald Bronner et Étienne Géhin, d'une part il existe des biais cognitifs qui survalorisent les risques et, d'autre part, l'inquiétude est un meilleur produit médiatique que la science. Les marchands de peur disposeront toujours d'un avantage. Mais les antivapes n'utilisent même pas le principe de précaution dans cette perspective. Ils ne l'utilisent pas pour que soit évalué le rapport risques/avantages à travers une confrontation honnête des données puisqu'on a vu, en observant l'ensemble des techniques précédemment évoquées, que leur démarche scientifique est insincère. Ils l'utilisent pour instiller le doute sans avoir à argumenter, et cela grâce à la valeur rhétorique du principe de précaution ; c'est-à-dire grâce aux préjugés et aux peurs véhiculés par les termes de « principe » et de « précaution ».

CHAPITRE 2
LE DETOURNEMENT DES ASSOCIATIONS ET ORGANISATIONS DE SANTE PUBLIQUE

Dans le chapitre précédent, nous avons cité l'OMS et plusieurs associations historiques de la lutte contre le tabagisme notoirement antivapes. Pour autant, de nombreuses autres institutions et associations qui luttent contre le tabagisme sur le terrain, telles que la Fédération Addiction, SOS Addictions, la Fédération française d'addictologie ou le Respadd (Réseau de prévention des addictions), pour ne citer qu'elles, reconnaissent l'utilité de la vape. Or, la force de la stratégie du doute est qu'elle ne requiert pas nécessairement le soutien de la majorité. Pour semer le doute, il suffit de quelques organisations dès lors qu'elles jouissent d'une très grande visibilité dans l'espace public, d'une légitimité historique dans la lutte contre le tabagisme et d'un accès privilégié aux lieux de pouvoir. Quelques acteurs clés peuvent suffire à alimenter l'hypersensibilité et l'hyperprécaution des décideurs politiques, à l'instar d'un Stanton Glantz qui déclarait : « Pour moi, la FDA* est responsable du désastre de la cigarette électronique, parce qu'elle donne un passe-droit aux fabricants[101]. » Derrière

[101] Merseburger-Sill, Bärbel, « Cloper sans fumée : la nicotine revisitée », Arte, *op. cit.*

leur façade de lutte contre le tabagisme, ces organisations semblent être devenues des organisations surtout destinées à lutter contre la vape, ses acteurs économiques, ses consommateurs et ses défenseurs professionnels de santé. L'objectif de ces organisations antivapes n'est plus tant de lutter contre le tabagisme que de lutter contre la vape, non pas parce qu'elles chercheraient à appliquer raisonnablement le légitime principe de précaution mais parce que la lutte contre la vape est un outil pour pousser leur agenda idéologique, pour assurer leur survie comme interlocuteur historique des pouvoirs publics et, dans certains cas, pour satisfaire des intérêts matériels.

2.1. La mainmise de la nebuleuse Bloomberg

Dans une conférence donnée juste après le rejet des e-liquides aromatisés par la FDA*, en septembre 2021, la présidente de l'American Vapor Association Amanda Wheeler a bien résumé la défiance réciproque entre le monde de la vape et celui des associations de lutte contre le tabagisme. Citons-la longuement pour ouvrir la discussion.

> « Il y a un autre groupe auquel je veux m'adresser, ce sont les activistes et la presse qui, parce qu'ils sont mal avisés ou malveillants, répandent les mensonges et les distorsions qui ont directement conduit à ce résultat tragique. Il est grand temps de dire avec franchise ce qui a motivé cette décision scandaleuse des autorités fédérales américaines. Depuis des années, une horde de groupes d'activistes s'acharne à contrôler les choix personnels de leurs concitoyens et cible notre industrie pour la détruire. Ils sont financés par les fondations les plus riches d'Amérique sous la direction de milliardaires irresponsables et ils ont

> vigoureusement ciblé le Congrès des États-Unis et la Maison-Blanche pour obtenir des résultats qu'ils n'ont pas réussi à obtenir par la persuasion du public. Pour ce faire, ils ne comptent pas seulement sur les campagnes de leurs lobbyistes de Washington ; ils utilisent également des recherches douteuses d'agents discrédités comme le docteur Stanton Glantz, dont l'étude la plus largement médiatisée a dû être retirée de la littérature médicale[102]. »

La cible non citée d'Amanda Wheeler est la fondation Bloomberg (Bloomberg Philanthropies). Le reproche formulé plus clairement est que cette fondation serait un groupe de façade. Est-ce vrai ? Bloomberg est-elle une organisation qui, sous des airs philanthropiques, défend des intérêts qui ne le sont pas du tout ou sert un agenda qui n'est pas réellement celui affiché, à travers en outre des méthodes retorses ? La question mérite d'être posée tant l'argent de cet homme, l'un des plus riches du monde, irrigue associations de lutte contre le tabagisme et centres de recherche spécialisés, systématiquement opposés à la vape et défendant des approches radicales, prohibitionnistes[103]. Ce réseau, à l'origine du *buzzword* d'« épidémie de vape », est tentaculaire et à vocation mondiale. Parmi les structures qui dépendent de l'argent de Bloomberg et qui interviennent le plus souvent et le plus vigoureusement contre la vape, on trouve Tobacco-Free Kids*, Parents Against Vaping, STOP (Stopping Tobacco Organizations and Products), le Tobacco Control Research Group de l'université de Bath et le réseau de journalistes

---

102 Intervention lors du Global Tobacco & Nicotine Forum, à Londres, le 23 septembre 2021 (www.youtube.com/watch?v=lgGC9AOcpgg).

103 Bates, Clive, « *The Counterfactual: Holding the Bloomberg anti-vaping propaganda complex to account* », 1er avril 2021 (https://clivebates.com/holding-the-bloomberg-anti-vaping-propaganda-complex-to-account/).

The Investigative Desk (cf. chapitre 4). Il est d'ailleurs troublant de lire que ces derniers, chantres de la transparence et de la lutte contre les conflits d'intérêts, se sont contractuellement engagés à ne pas révéler leurs liens financiers avec Bloomberg[104]. On remerciera la loi américaine sur la liberté d'information qui a contraint ces acteurs à révéler leur contrat avec le milliardaire. Ces organisations sont les plus visibles mais il en existe des dizaines et des dizaines d'autres à l'échelle locale et nationale, dans le monde entier. Un reproche de plus en plus souvent formulé à l'encontre de la constellation Bloomberg de la lutte contre le tabagisme, est de disposer de moyens considérables qui lui permettent de contourner les mécanismes démocratiques. Le sujet passe généralement sous le radar car la cause défendue paraît d'intérêt général mais, parfois, certains osent soulever le problème et s'en offusquer. En démocratie, les décisions publiques sont censées être prises par les autorités après consultation équilibrée des différentes positions, en présence et en toute indépendance vis-à-vis d'elles. Même lorsque l'on défend l'intérêt général, il y a toujours plusieurs solutions qui s'opposent. Aucune solution ne fait l'unanimité même lorsque le problème, lui, est consensuel. Il en va de même pour la lutte contre le tabagisme ou l'encadrement de la vape, certains défendant une approche prohibitionniste et idéologique et d'autres défendant une approche plus pragmatique fondée sur la réduction des risques. Ce n'est pas problématique en soi. C'est le principe de la démocratie, débattre et décider en fonction des arguments et

---

[104] Poirson, Philippe, « *The Slander Factory: la clause d'Omertà impose aux journalistes payés par Bloomberg via l'Université de Bath (UK)* », Vapolitique.blogspot.com, 15 juin 2021 (https://vapolitique.blogspot.com/2021/06/the-slander-factory-la-clause-domerta.html?spref=tw).

des valeurs. Le problème apparaît lorsque le débat est biaisé par des moyens déséquilibrés, voire par des méthodes malhonnêtes où les faits sont travestis et les opinions achetées plus ou moins directement. Une commission transpartisane du Parlement du Royaume-Uni[105] s'est récemment inquiétée de l'influence des groupes antivapes financés par Bloomberg, en particulier The Union (un des partenaires du CNCT*), qui biaisent l'examen des décideurs publics[106]. Presque au même moment, les Philippines ont mis les pieds dans le plat, encore plus franchement. La commission de la chambre des représentants du Parlement philippin sur le « Bon gouvernement et la transparence publique », a en effet adopté un rapport dénonçant et condamnant les tentatives de Bloomberg Philanthropies d'influencer le ministère de la Santé philippin sur le sujet de la vape. Avec l'aide d'une association dédiée à la réduction des risques du tabagisme (Caphra), elle a mis à jour un vaste réseau de financement d'associations locales de lutte contre le tabagisme dont l'objet était d'influencer les lois philippines[107]. L'enquête menée par la commission a également fait état de financements reçus par la FDA philipine et d'autres agences publiques de la part d'organisations financées par Bloomberg afin de pousser des politiques publiques allant dans le sens d'une interdiction de la vape, révélant ainsi la tactique

---

[105] Il s'agit du All-Party Parliamentary Group for Vaping (APPG). Au Royaume-Uni, comme au Parlement européen, les parlementaires intéressés par un sujet particulier peuvent se réunir au sein d'un groupe spécifique pour approfondir les discussions et faire des propositions plus formelles au Parlement. Ces groupes ne sont pas des commissions officielles du Parlement, mais sont enregistrés auprès de lui et il en réglemente le fonctionnement.

[106] https://copinquiry.co.uk/report-and-press-release

[107] « *Local anti-vaping groups also received millions of grant money from Bloomberg* », *Manila Bulletin*, 30 août 2021 (https://mb.com.ph/2021/08/30/local-anti-vaping-groups-also-received-millions-of-grant-money-from-bloomberg/).

« *grants-for-policy* » (des subventions en échange d'une politique publique), comme l'a écrit le *Manilla Bulletin*[108]. Le 16 mars 2021 lors de la première audition par le Parlement philippin, la FDA de ce pays a reconnu avoir reçu de l'argent de la part de The Union (donc de Bloomberg Philanthropies). Selon la presse philippine, pour l'ensemble des agences publiques, le montant s'élèverait à au moins deux millions et demi de dollars américains. En plus d'une enquête complémentaire en cours, cette découverte a incité le Parlement, désormais capable d'un raisonnement éclairé et libre, à revenir immédiatement sur la réglementation concernant la vape adoptée moins de deux ans auparavant, afin cette fois de libéraliser une vape encadrée[109]. On ne devrait pas être surpris de ces révélations. Michael Bloomberg et sa fondation ont à leur passif plusieurs affaires qui permettent de douter de leur sincérité et de leurs méthodes. Par exemple, l'affaire de corruption des collaborateurs des procureurs généraux : la stratégie consistait à financer des ONG environnementales et des universités qui allaient porter des candidats auprès des procureurs généraux et des gouverneurs des États américains, mais ces collaborateurs étaient en réalité des infiltrés qui, une fois en place, agissaient selon la stratégie et l'agenda dictés par les structures d'origine pour s'attaquer à certaines entreprises du secteur de l'énergie[110].

---

[108] « *UK report slams Bloomberg for undermining rights of consumers in LMICs* », *Manila Bulletin*, 25 juillet 2021 (https://mb.com.ph/2021/07/25/uk-report-slams-bloomberg-for-undermining-rights-of-consumers-in-lmics/).

[109] « *House approves vaporized nicotine product bill* », *Manila Bulletin*, 25 mai 2021 (https://mb.com.ph/2021/05/25/house-approves-vaporized-nicotine-product-bill/).

[110] Chumley, Cheryl K. « *Michael Bloomberg does a George Soros and buys up law enforcement* », *The Washington Post*, 18 février 2020 (www.washingtontimes.com/news/2020/feb/18/michael-bloomberg-does-george-soros-and-buys-law-e/).

Michael Bloomberg et sa fondation ont une éthique étrange, mais pourquoi s'attaquer à la vape à coups de centaines de millions de dollars ?

Depuis quelques années court le bruit d'un intérêt parfaitement mercantile qui motiverait le multimilliardaire. Celui-ci serait en train de déployer ce que l'on appelle une stratégie de capture réglementaire. Il s'agit d'écarter les concurrents d'un secteur donné (ici, la vape) en modifiant les règles juridiques qui encadrent ce secteur (par exemple, interdire les arômes) de manière à ce que votre produit soit au final l'un des seuls autorisés et récupère le marché dont les concurrents ont été évincés sur des bases, non pas concurrentielles mais juridiques. Bloomberg aurait donc à vendre une marchandise s'approchant de la vape mais n'en relevant pas tout à fait. Sur cette base, beaucoup de spéculations ont été faites sur des liens entre Bloomberg et Big Pharma qui aurait intérêt à récupérer le marché, mais rien de précis n'a été avancé. Les choses ont été affirmées plus expressément à propos de liens entre Bloomberg et une entreprise du nom de Hava Health[111]. À l'apogée de la crise Evali*, cette entreprise a lancé un produit qu'elle a présenté comme étant destiné à être approuvé par la FDA*, apparenté au matériel de vape (d'ailleurs, esthétiquement très ressemblant aux matériels de JUUL), mais à l'unique goût tabac et spécifiquement conçu pour abandonner la nicotine alors que les dispositifs de vape usuels ne visent pas l'abandon de la nicotine mais celui de la cigarette. Pour ce produit, le mal, c'est donc autant, sinon plus, la nicotine que les émanations toxiques de la cigarette ; ce qui

---

[111] Fernández, Federico N., *« What's behind Michael Bloomberg's vaping-phobia? »*, Austrian Economics Center, 10 février 2021 (www.austriancenter.com/whats-behind-michael-bloombergs-vaping-phobia/).

fait écho au discours des organisations antitabac nourries par Bloomberg. Qui plus est, via un consortium, nommé Village planétaire, Michael Bloomberg serait l'un des investisseurs derrière ce produit. Cela fait beaucoup de points troublants : la perfection du timing ; la proximité des discours ; la substitution parfaite du produit ; la superposition de l'intérêt matériel. Néanmoins, il n'existe aucune preuve formelle de l'intérêt matériel de Bloomberg à s'opposer à la vape. On peut même en douter si on adopte un raisonnement purement mathématique car, vu les millions investis par le milliardaire dans la lutte contre le tabagisme, il faudrait une captation gigantesque du marché pour rentabiliser son investissement. L'explication est sans doute ailleurs et d'ordre idéologique.

En effet, si l'intérêt matériel de Michael Bloomberg n'est pas évident, ses idées, elles, ne font aucun doute. Ses douze années comme maire de New York et sa candidature à la primaire démocrate de 2020 ont parfaitement permis de cerner le personnage. Aux États-Unis, il est présenté comme l'incarnation de l'« État nounou » (« *nanny State* »), c'est-à-dire un État interventionniste et hygiéniste où la préservation de la santé vaut plus que la liberté individuelle. À New York, il a ainsi lancé quantité d'initiatives destinées à « forcer » (c'est son terme) les gens à changer de mode de vie, pour leur bien selon lui. Il s'est par exemple attaqué à la taille des gobelets de sodas, s'est efforcé d'interdire l'usage des téléphones portables dans les écoles, a souhaité réduire de 25 % la teneur en sel des plats servis dans les restaurants, a entrepris de limiter le nombre de lieux de vente de boissons alcoolisées, etc. Ses « croisades sanitaires », pour reprendre une expression fréquemment utilisée par ses détracteurs, sont nombreuses et la lutte contre la vape n'est probablement qu'un élément parmi d'autres de la police sanitaire prônée par Bloomberg. Peu importe pour lui que la vape ne soit pas dangereuse ; ce qui compte, c'est que via la nicotine, elle a un lien avec le tabac, le grand Satan. Le débat est hystéricisé ; en réalité, il n'y a même pas de débat : la nicotine, c'est le mal, point barre (sauf pour les patchs et les gommes déployés depuis les années 1980…). D'autre part, peu importe que la vape permette à certains d'abandonner la cigarette ; ce qui compte, c'est qu'elle procure un plaisir au corps. Or, ce qui procure du plaisir au corps est dangereux car il asservit l'esprit au corps ; ce qui est contraire à la philosophie puritaine de Bloomberg. L'agenda poursuivi par le milliardaire est avant tout idéologique : ses croisades sanitaires sont en fait des croisades morales motivées par une cause supérieure. La cause peut ainsi justifier toutes les distorsions de la réalité puisque ce qui compte, ce n'est pas d'être efficace pour résoudre un problème de santé, mais d'inscrire dans les esprits ce qui relève du bien et du mal.

2.2. QUAND LES BLOCAGES PSYCHOLOGIQUES NUISENT A LA LUTTE CONTRE LE TABAGISME

Ce raisonnement peut s'appliquer à bon nombre de structures antivapes en France, qu'elles soient financées ou non par l'argent de cet homme. Mais, au-delà de leur idéologie, leur opposition s'explique aussi par des raisons psychologiques. Soyons clairs, il nous coûte d'écrire les lignes qui vont suivre car la majeure partie des militants de la lutte contre le tabagisme est motivée par des intentions louables que nous partageons. L'essentiel de ce que nous allons dénoncer est de l'ordre de l'inconscient. Comment expliquer que le démenti factuel de leur croyance antivape ne produise pas leur abandon ? Notons d'abord que les principales associations de lutte contre le tabagisme (celles devenues antivapes) ne se sont pas constituées en opposition à la vape, mais en opposition à la cigarette. Cependant, pour pouvoir couvrir l'ensemble des produits nocifs, comme les cigares ou le tabac à rouler (encore plus toxique que la cigarette industrielle), elles ont étendu leur objet à la lutte « contre le tabac ». Il suffit pour s'en convaincre de se référer à l'intitulé de deux des principales associations : l'« Alliance contre le tabac » (ACT*) et le « Comité national contre le tabagisme (CNCT*) ». Ce dernier se présente d'ailleurs sur son site internet comme « une association française qui s'engage et agit pour la prévention et la protection des personnes face aux méfaits du tabac et aux pratiques de son industrie ». L'association « Demain sera non fumeur – Pour un monde zéro tabac » (DNF*) est dans le même état d'esprit. Son objet social est « la prévention du tabagisme et la protection des citoyens face aux effets du tabac sur la santé ». Ces deux structures, le CNCT* et DNF*, sont d'ailleurs à l'origine de la création d'une autre : Génération sans tabac*. Or, en termes de santé, le tabac n'a jamais été le problème, ni même la nicotine ; le problème est la combustion du tabac et les additifs toxiques contenus dans les cigarettes et le tabac à rouler. Toutefois, pour simplifier le problème (ce qui était incontournable pour le faire comprendre au grand public et aux décideurs), c'est le tabac qui est devenu l'ennemi. Dès lors, la vape est un ennemi par essence car elle recourt à la nicotine du tabac, quand bien même elle permet de réduire le nombre de fumeurs. Après des décennies d'utilisation du terme « lutte contre le tabac », il s'est enraciné dans les esprits ; il est devenu une croyance. Par conséquent, dire que le tabac n'est pas l'ennemi et, pire, qu'il peut être utile pour lutter contre la consommation de cigarettes, est inaudible. Cela reviendrait pour ces structures à dire que le tabac aide à se passer du tabac. Mais le raisonnement est biaisé car il ne s'agit pas de se passer du tabac mais de la cigarette ; c'est elle, via sa combustion, qui est nocive, pas le tabac, ni même la nicotine bien que le CNCT* la qualifie de drogue dure. En réalité, la raison principale de l'addiction des fumeurs tient au fait que la cigarette leur impose d'adopter un modèle de consommation de la nicotine qui favorise le développement d'un comportement addictif. Plus simplement, la nature et le design d'une cigarette obligent le fumeur à percevoir un « *shoot* » de nicotine, principal responsable de l'addiction tabagique. Dans le même sens, l'utilisation d'un patch nicotinique n'entraîne pas (ou peu) de libération de dopamine, alors que, la même molécule consommée en fumant une cigarette entraîne une explosion de dopamine dans l'organisme. Les effets de la nicotine, comme ceux de la majorité des psychotropes chez l'homme, dépendent de la vitesse à laquelle augmente sa concentration dans le corps humain.

Il reste que la croyance en la nocivité du tabac et de la nicotine est au cœur des campagnes de lutte contre le tabagisme depuis longtemps. Pour ces associations, appréhender le problème avec plus de subtilité pourrait brouiller le message qu'elles portent depuis des décennies et qui est la base de leur identité. Surtout, après des décennies d'usage, la croyance est profondément inscrite dans l'esprit des militants de lutte contre le tabagisme : « Le tabac n'est pas compatible avec la santé publique », comme le déclare Anca Toma, la directrice du lobby européen SmokeFree Partnership, dont sont membres la Ligue contre le cancer et le CNCT*[112]. La vape provoque chez eux une dissonance cognitive. Pour les psychologues, une dissonance cognitive est une contradiction entre deux éléments de savoir, l'un relevant des faits, l'autre des idées. « La dissonance étant par définition génératrice de malaise, le sujet sera "contraint" de chercher à la réduire ou à l'éliminer[113]. » Ceux qui seront le plus portés à éviter le désaveu de leur croyance face aux faits, sont ceux chez lesquels « l'engagement dans le système de croyances est si fort que toutes les autres stratégies [leur] sembleront préférables ». Pour le dire autrement, ceux dont la croyance en question façonne l'identité et le quotidien seront ceux qui auront le plus tendance à nier tout ce qui la remet en question. Ces travaux sont nés d'un cas devenu célèbre : les adeptes d'une secte avaient été prévenus par des extraterrestres de la fin du monde et devaient être exfiltrés à temps par ceux-ci. Le jour J, les extraterrestres ne sont pas venus. Face à cette dissonance cognitive, les adeptes en ont conclu que les extraterrestres les avaient entraînés pour le vrai jour J qui arriverait un peu plus tard. Ce nouveau jour J, les extraterrestres ne sont toujours pas venus et la fin du monde n'a pas eu lieu. Les adeptes en ont conclu qu'ils avaient tant prié qu'ils avaient ainsi évité le cataclysme et que la venue des extraterrestres en était devenue inutile. La plupart n'abandonnèrent pas leur croyance. Ce faisant, les adeptes ont opéré des rationalisations[114]. Ils ont avancé des explications logiques à ce qui semblait illogique. Ils ont rendu une situation

112 Merseburger-Sill, Bärbel, « Cloper sans fumée : la nicotine revisitée », Arte, *op. cit.*

113 Festinger, Leon, Riecken, Henry W. et Schachter, Stanley, *When Prophecy Fails*, University of Minnesota Press, 1956.

114 Sauvayre, Romy, *Croire à l'incroyable : Anciens et nouveaux adeptes*, Presses universitaires de France, 2012.

anormale admissible pour la (leur) raison. Le comportement des militants antivapes de la lutte contre le tabagisme est comparable à celui de ces adeptes à bien des égards. Comme le disait Aristote dans sa *Métaphysique*, « il est impossible, pour le même esprit, de concevoir, en même temps, que la chose est et n'est pas ». Pour une partie non négligeable des militants de la lutte contre le tabagisme, le tabac est négatif, donc il ne peut pas être positif en même temps. Face aux preuves qui s'accumulent, ceux chez lesquels la croyance est la plus profondément enracinée éliment la dissonance cognitive en rationalisant notamment de la manière suivante :

◊ « On attend des études qui montreront que la vape est nocive. »
◊ *Ces études n'arrivent pas.*
◊ « C'est que nous n'avons pas attendu assez longtemps. Attendons plus. »
◊ *Des études qui montrent le contraire arrivent*
◊ « C'est bien la preuve que l'industrie du tabac déploie toute son influence et que nous devons attendre plus. »

Vu de l'extérieur, le raisonnement est absurde mais, vu de l'intérieur, il est rationnel et évite le trouble chez le croyant antivape. Face aux faits, les croyances tanguent, les organisations vacillent. Dans la plupart des associations de lutte contre le tabagisme, l'opinion n'est pas unanime sur la vape et la position officielle est parfois ambiguë ou instable. On multiplie alors les rationalisations. Par exemple, entretenir l'ambiguïté entre le tabac chauffé et la vape est un moyen de réduire la dissonance cognitive. Le tabac chauffé c'est mal, c'est là une certitude. La vape partage des points communs avec le tabac chauffé, donc la vape c'est mal. Et voilà la dissonance cognitive atténuée. Surtout, pour limiter les effets délétères du doute, les organisations se rassemblent autour de ce qui mobilise le mieux les activistes de toutes sortes : la peur et les faiblesses. La plus grande peur de ces organisations est le tabagisme des jeunes, à juste titre. Mais, pour des raisons morales, la croyance dans la nécessité de préserver la santé des jeunes est celle qui est la plus profondément ancrée ; c'est donc la plus difficile à faire démentir par les faits. Focaliser leur lecture de la vape sur la problématique des jeunes, répandre l'idée d'effet passerelle, nier les faits en la matière et surtout ne guère s'intéresser à l'utilité sociale de la vape chez les fumeurs avérés, souvent plus âgés, est aussi un moyen d'atténuer les dissonances cognitives individuelles et de remobiliser collectivement.

Comment alors finit-on par abandonner une « croyance incroyable » ? Selon la psychosociologue Romy Sauvayre, le changement de croyance est « le fruit d'un processus inscrit dans la durée, jalonné de doutes, de certitudes, de baisses et de sursauts d'adhésion qui semble progressif[115] ». Ce qui provoque la bascule, c'est la confrontation à des « preuves expérientielles » engendrant une « contradiction axiologique » ; c'est-à-dire entre les valeurs fondamentales que sont le bien et le mal. Une preuve expérientielle, c'est une preuve perçue directement par l'individu, un événement dont il fait l'expérience lui-même. Par exemple, l'enfant croit au Père Noël car il trouve les cadeaux sous le sapin à son réveil. Si les parents n'avouent pas alors que des informations le font douter, l'enfant rationalisera (le Père Noël n'a pas le temps de faire le tour du monde en une nuit ? C'est qu'il doit donc y avoir

[115] Romy Sauvayre, *ibid.*, p. 344.

plusieurs Pères Noël ; je n'ai jamais de cadeaux chers ? Ce doit être que le Père Noël ne fabrique pas ses cadeaux mais les achète ; d'ailleurs, c'est pour cela que je vois des catalogues de jouets à Noël, etc.). L'enfant rationalisera jusqu'à ce qu'il voie ses parents mettre les cadeaux sous le sapin ; ce sera sa preuve expérientielle de rupture. Lorsque l'on discute avec eux en « off », en réalité la plupart des antivapes au sein de ces associations doutent de leurs certitudes affichées mais il manque la preuve expérientielle pour opérer la bascule. Ces organisations sont des structures trop tournées vers la politique et la santé « publique » et pas assez vers l'usager, vers les individus. C'est probablement la multiplication des contacts directs avec de jeunes vapoteurs non devenus fumeurs et avec les ex-fumeurs devenus vapoteurs qui leur montrera qu'en croyant faire le bien, ils ont fait le mal. Ce n'est pas pour rien si, dans le milieu de la santé, les plus favorables à la vape sont des addictologues praticiens, des infirmières addictologues, des assistantes sociales addictologues ; ils sont au contact du terrain, capables de comprendre avec finesse la diversité des pratiques des vapoteurs plutôt que d'accorder une foi aveugle à des expériences de laboratoire biaisées et orientées qui ne correspondent en rien aux pratiques. Il n'est pas anodin que, dès 2015, 120 médecins signaient un appel en faveur de la réduction des risques du tabagisme dans lequel ils dénonçaient les dégâts de la politique antivape en France[116]. Il n'est pas non plus anodin que sur les 23 membres du conseil d'administration du CNCT*, opposante bien connue à la vape, seulement trois ont un profil de praticien, et aucun n'est membre du bureau.

---

[116] « L'appel de 120 médecins en faveur de l'e-cigarette », *Le Figaro*, 28 octobre 2015 (https://sante.lefigaro.fr/actualite/2015/10/28/24255-lappel-120-medecins-faveur-cigarette).

Trois de ses sept membres sont des universitaires ; en plus d'eux, un est consultant en santé publique, un est médecin de santé publique, un est retraité de l'OMS. Pas franchement le type de profils à être au contact du terrain et à pouvoir disposer de preuves expérientielles montrant qu'ils se sont trompés sur le bien et le mal.

2.3. QUAND L'INTERET PERSONNEL SUPPLANTE LA LUTTE CONTRE LE TABAGISME

L'opposition de certaines associations à la vape relève du blocage psychologique, mais pas seulement. Depuis plus d'un siècle, les premiers sociologues (Max Weber et Robert Michels notamment) ont montré que dans toute organisation collective consolidée se crée à terme un intérêt pour soi. Le maintien et la croissance de l'organisation deviennent une fin en soi. La vocation initiale de l'organisation tend à s'effacer derrière d'autres objectifs, à savoir l'acquisition de gratifications. Celles-ci peuvent être matérielles et/ou symboliques. Au rang des rétributions matérielles, on trouve des dédommagements de bénévoles pour des missions ou des honoraires pour les experts et, bien entendu, des emplois rémunérés de permanents. Pour eux, la survie individuelle impose alors la survie de l'organisation. Pour les autres, la perpétuation de l'organisation peut contribuer à un complément de revenus non négligeable. Au titre des rétributions symboliques, il existe une large gamme de gratifications. On y trouve par exemple l'accès à la décision publique et aux lieux de pouvoir qui donnent le sentiment d'être une personne « spéciale » car ce n'est pas donné à tout le monde. Parmi les autres gratifications symboliques, on peut mentionner le sentiment d'appartenance à une « marque » ; c'est-à-dire le sentiment d'appartenir à une organisation connue et reconnue. La valorisation personnelle sera d'autant plus importante que l'organisation pourra prétendre servir l'intérêt général. Le statut d'association y concourt presque à lui tout seul, les associations ayant globalement bonne presse et étant présentées comme des contre-pouvoirs des entreprises qui, elles, viseraient nécessairement des objectifs allant contre l'intérêt général. Lorsque l'on a cela à l'esprit, on lit autrement le logo du CNCT* qui affiche ostensiblement « association », qui plus est « reconnue d'utilité publique ». Le message vise tant les interlocuteurs externes que les militants et, dans tous les cas, alimente « l'illusio » pour parler comme Bourdieu, c'est-à-dire la croyance subjective en sa propre utilité sociale. Par ailleurs, le prestige de l'organisation, même s'il est limité à un secteur très spécifique, peut permettre d'améliorer le statut de l'individu en l'aidant à accéder à d'autres fonctions distribuant des ressources matérielles ou symboliques (être sollicité par les médias, participer à des forums, etc.). Ainsi, l'ACT* ne dispose que d'un salarié en contrat à durée indéterminée mais offre de nombreuses ressources symboliques. D'une manière générale, il est très difficile de trouver des informations sur les budgets et le fonctionnement des associations de lutte contre le tabagisme. Les cordonniers sont les plus mal chaussés, dit-on. Ou, plus trivialement, faites ce que je dis mais pas ce que je fais. Les chantres de la transparence ne publient pas ces données et leurs rapports annuels et rapports de gestion, quand ils sont publics, ne contiennent pas ces informations. On sait néanmoins que le SmokeFree Partnership possède six salariés ou que l'actif du CNCT* évolue autour de deux millions et demi d'euros. L'association DNF* dit, quant à elle, disposer d'une équipe de salariés constituée de trois pôles : Gestion (projets, administration, finances, réseaux, juridique), Communication (création d'outils, développement de la notoriété, information, sensibilisation), Actions de lobbying (au national et à l'international, financeurs, presse, parlementaires). Nous n'avons pas les moyens de Bloomberg ni de ses affidés dans les médias et les associations pour enquêter plus avant, mais il est certain qu'en France des dizaines de personnes vivent de la lutte contre le tabagisme dans des organismes de statut associatif.

L'intérêt de certaines associations de lutte contre le tabagisme à combattre la vape peut aussi être lié à la compétition dans laquelle ces organismes sont, de fait, engagés. Là encore, la sociologie est d'un grand secours pour comprendre les motivations de ce qui semble être une position irrationnelle sur le fond. Les sociologues ont montré que toutes les formes de mouvements sociaux, y compris les associations, agissent dans un espace concurrentiel et se comportent comme les entreprises qu'elles dénoncent souvent[117]. Les associations ont besoin de ressources pour réaliser leur objectif ; ressources telles que des budgets publics, des sponsors privés, des réglementations, des adhérents, des militants, et une attention de la part des médias, des décideurs et des citoyens. Aucune de ces ressources n'est infinie : les budgets publics pour financer les associations sont limités ou le temps disponible est compté pour examiner un sujet en Conseil des ministres ou au Parlement, etc. Par exemple, le temps qui sera consacré par la commission Affaires sociales de l'Assemblée à l'examen des

---

[117] McCarthy, John D. et Zald, Mayer N., « *Resource mobilization and social movements: a partial theory* », *American Journal of Sociology*, vol. 82, n° 6, mai 1977, p. 1212-1241 (www.jstor.org/stable/2777934).

requêtes portées par les associations œuvrant en faveur des personnes en situation de handicap, sera autant de temps de moins consacré à l'examen des demandes émanant des associations œuvrant en faveur des mal-logés. Les associations sont de fait en concurrence, entre secteurs différents (santé *versus* environnement *versus* social *versus* culture, etc.), mais aussi au sein d'un même secteur (lutte contre le tabagisme *versus* lutte contre l'obésité *versus* lutte contre l'alcoolisme, etc.) et également autour d'un même enjeu car les ressources qui seront captées par une association n'iront pas à l'autre (ce que captera le CNCT* n'ira pas à DNF*, par exemple). En 2015, ce n'est pas moins de 40 organisations spécialisées dans la lutte contre le tabagisme en France qui signaient une tribune interpellant les parlementaires[118].

Dans cet environnement compétitif, pour capter des ressources, les associations doivent valoriser leur produit. Elles doivent montrer qu'elles répondent à un besoin, entretenir l'idée de problème. Elles doivent aussi montrer leur produit, c'est-à-dire montrer qu'elles agissent plus et mieux que les autres. Elles doivent également maintenir leur visibilité ; comme une marque, elles doivent faire parler d'elles. Pour les sociologues, les associations sont donc totalement comparables à une industrie. Elles cherchent à écouler un produit (leur cause) à des clients (leurs cibles et ressources) dans un espace concurrentiel. Comme dans tout secteur économique, on va alors trouver deux types de positionnement commercial : celui qui consiste pour des nouveaux entrants à développer un

---

[118] « Victimes du tabac : 40 organisations interpellant les parlementaires », *Le Figaro*, 4 novembre 2015 (www.lefigaro.fr/vox/societe/2015/11/04/31003-20151104ARTFIG00164-victimes-du-tabac-40-organisations-interpellent-les-parlementaires.php).

produit disruptif, ou celui qui consiste pour ceux déjà bien installés sur le marché à valoriser leur savoir-faire et leur légitimité historiques et à dévaloriser, voire à bloquer le produit disruptif à travers des campagnes de communication ou des stratégies réglementaires (attaques juridiques, campagnes de lobbying pour ancrer leur approche dans la loi et autres dispositifs publics).

Ce petit détour par la sociologie permet de mieux décrypter l'opposition des structures établies de lutte contre le tabagisme. Cet « establishment » n'a pas intérêt à valoriser la vape, et a même plutôt intérêt à l'attaquer. Valoriser la vape, ce serait reconnaître les limites de son approche historique où la réduction des risques est déconsidérée. Reconnaître les limites de son approche, c'est prendre le risque de perdre sa position de dominant sur le marché au profit de groupes mieux armés, ne serait-ce que parce qu'ils sont identifiés comme nouveaux donc plus à même de porter une solution nouvelle.

Lorsque l'on a ces clefs de lecture en tête, on comprend autrement certaines actions antivapes de la part des associations de l'establishment de la lutte contre le tabagisme. Prenons un cas en exemple. Malheureusement, ce cas est protégé par un accord de confidentialité qui nous oblige à anonymiser les parties prenantes. L'affaire se déroule il y a peu et oppose une association de lutte contre le tabagisme (ici dénommée l'Association) et une société de vente de e-liquides (ici dénommée la Société) qu'elle accuse de commercialisation illégale. L'argumentation confine à de nombreuses reprises à l'absurde. Par exemple, dans sa citation à comparaître, l'Association dénonce la mise à disposition d'un guide expliquant le bon usage de la vape et les effets moins nocifs sur la santé de la vape par rapport à la cigarette. Si l'Association avait seulement le souci d'aider les fumeurs à protéger leur santé, elle aurait apprécié cette démarche sécurisante et fondée sur les rapports et avis, comme celui de Santé publique France* ou de l'Académie nationale de médecine*, qui indiquent que la vape est infiniment moins dangereuse que la cigarette et peut être une aide à l'arrêt et à la réduction de la consommation de cigarette[119]. Le HCSP* lui-même, pourtant pas un farouche partisan de la vape, recommandait dans son avis du 22 février 2016, alors en vigueur, d'informer sur l'utilité de la cigarette électronique comme aide à l'arrêt du tabac[120]. La posture idéologique et instrumentale de l'Association se retrouve encore dans son attaque à l'encontre des messages de la Société insistant sur le plaisir procuré par la vape. Pour l'Association, ce n'est rien d'autre qu'une incitation inique à la consommation. À nouveau, l'Association « reconnue d'utilité publique » prend à rebours les arguments des praticiens et chercheurs les plus reconnus, tel Bertrand Dautzenberg, professeur honoraire de pneumologie, nommé président de la commission de normalisation cigarettes électroniques et e-liquides de l'Afnor*, qui déclarait à la presse en décembre 2019 : « Le rapport bénéfices/risques de la e-cigarette est colossal. Oui, elle est efficace, car elle aide un grand nombre de fumeurs à s'arrêter dans le plaisir et sans mauvaise surprise sur le poids. Cette notion de plaisir est un gage de réussite[121]. » (cf. chapitre 3)

---

[119] Académie nationale de médecine, « L'Académie nationale de médecine rappelle les avantages prouvés et les inconvénients indûment allégués de la cigarette électronique (vaporette) », *op. cit.*

[120] HCSP, « Bénéfices-risques de la cigarette électronique pour la population générale », 22 février 2016 (www.hcsp.fr/explore.cgi/avisrapportsdomaine?clefr=541).

[121] Dreyfus-Rose, Caroline, « Pour ou contre la cigarette électronique ? », *Version Femina*, 3 décembre 2019 (www.femina.fr/article/pour-ou-contre-la-cigarette-electronique).

L'Association ne s'encombre pas plus des données scientifiques quand elle affirme que le risque de tomber dans le tabagisme via la vape ne fait aucun doute. Même le HCSP* est plus précautionneux et écrit dans son avis que nous avons mentionné plus haut, que la cigarette électronique « *pourrait* constituer une porte d'entrée dans le tabagisme ».

Quel est l'intérêt de l'Association de déployer une argumentation aussi fallacieuse. Lutter contre le tabagisme ? Peut-être. Peut-être l'Association croit-elle sincèrement que la vape est un danger, mais assurément elle a intérêt à l'affirmer. L'Association prétend avoir obtenu des résultats probants en matière de lutte contre le tabagisme. Elle revendique avoir contribué à faire régresser les ventes de cigarettes, entre 2017 et 2020, par sa participation aux campagnes de prévention et à l'introduction du paquet neutre. Elle affirme que ce sont ces actions (et ses actions) qui conduisent à une baisse des ventes. Bien sûr, l'Association n'émet pas une telle affirmation sans source. On est sérieux et crédible dans les associations de lutte contre le tabagisme instituées. Quelle est donc l'étude scientifique invoquée par l'Association pour justifier la pertinence de son approche de la lutte contre le tabagisme ? Dans quelle grande revue médicale académique l'Association a-t-elle vu sa politique encensée ? Le *New England Journal of Medicine* ? *The Lancet* ? *Tobacco Control* ? Non, l'Association, qui écarte l'Académie nationale de médecine* et Santé publique France* comme sources fiables, cite un article de *Sciences et Avenir*, un magazine rédigé par des journalistes et des dessinateurs avec lequel la rédaction d'un autre magazine, *La Recherche*, refusait de fusionner en 2020 considérant *Sciences et Avenir* comme un magazine trop grand public et pas assez pointu.

Pour l'Association, peu importe la réalité des faits. Comme elle le précise elle-même, sa légitimité n'est plus à démontrer car elle existe depuis plusieurs décennies. C'est dire si l'Association est instituée. L'Association n'a même plus à démontrer son efficacité. Son âge lui conférerait un droit à être écoutée et à avoir raison. Son expérience et son statut d'association reconnue d'utilité publique lui attribueraient une crédibilité et une légitimité par nature. La citation à comparaître lancée par l'Association est en elle-même un moyen de rappeler ou de faire croire que l'Association est à l'origine de la réduction du tabagisme en France ; elle est un moyen de marquer son territoire, de rappeler (ou de faire croire à) l'efficacité de son savoir-faire, face à l'outil de réduction des risques qu'est la vape, mais aussi face aux structures concurrentes de l'industrie de la lutte contre le tabagisme. Par cette citation à comparaître l'Association s'érige en gardienne du temple de la lutte contre le tabagisme. Mieux, en lançant de violentes hostilités, elle s'assure une visibilité et une place de leader. En déclarant la guerre à la vape, elle oblige de fait les autres associations de l'establishment de la lutte contre le tabagisme à se ranger derrière elle.

En réalité, l'institutionnalisation de cette association et de quelques-unes de ses consœurs/concurrentes, c'est-à-dire leur longue existence et leur droit acquis à participer à l'exercice du pouvoir en matière de santé, semble les avoir conduites à perdre de vue le problème contre lequel elles sont censées lutter. Il est devenu plus important de lutter contre le tabac *per se* que de réduire les effets du tabagisme et le nombre de fumeurs.

Or, la vape en tant que nouveauté est une menace à double titre pour ces groupes. Elle met à jour le fait que leur raison d'être (la lutte contre le tabac) est absurde puisque le tabac n'est pas l'ennemi. Surtout, la vape propose un outil innovant qu'elles ne maîtrisent pas dans la lutte contre le tabagisme. Ces associations auraient pu s'emparer de la vape comme un nouvel instrument à leur disposition pour atteindre leur fin. À l'origine, elles ne l'ont pas fait, enferrées dans leurs croyances, leurs habitudes et dans la crainte d'un risque sanitaire – à l'époque légitime. Aujourd'hui, elles ne saisissent toujours pas les opportunités offertes par la vape malgré leur incapacité à démontrer sa dangerosité et la multiplication des indicateurs qui montrent son utilité en matière de sevrage tabagique. Par malheur, plus le temps passera, moins ces associations seront enclines à changer de position sur la vape. Plus le temps passera, plus ce qui aurait pu être considéré comme une simple limite compréhensible de leur approche due à un manque de données, tendra à être qualifiée d'erreur car elles auront agi consciemment contre les données ; ce qui sera sanctionné d'une manière ou d'une autre : politiquement, juridiquement, économiquement… Le problème est que le temps a déjà beaucoup passé. Ces associations de l'establishment de la lutte contre le tabagisme sont désormais prises au piège. Aborder la vape différemment aujourd'hui, ce serait pour elles perdre leur crédibilité, et leur rente. Aussi, il n'est pas surprenant de constater que l'Association a lancé son attaque la plus virulente contre la vape peu de temps après que Santé publique France* a estimé à près d'un million le nombre d'ex-fumeurs que la vape aurait aidé à arrêter de fumer. Ce faisant, Santé publique France* met en péril l'existence même de ces structures car non seulement leur position sur la vape se révèle plus que contestable mais, en plus, elles ne peuvent plus se vanter d'être à l'origine de la réduction du tabagisme. L'étau se resserre, même la Cour des comptes, dont le rôle est d'évaluer les politiques publiques, prend en exemple la réussite du Royaume-Uni et fustige la politique française de lutte contre le tabagisme, lui reprochant des résultats « médiocres », des responsabilités « dispersées » et une attention insuffisante au sevrage[122]. Ce type de procès où leurs Slapps* ressemblent à s'y méprendre aux réactions d'un animal acculé… ou à celles d'associations qui voient leur rente de situation menacée.

Dans un objectif de survie, l'opposition à la vape peut même, au contraire, être une ressource pour ces groupes. Elle leur permet de renouveler le sujet du tabagisme. Tous les sujets finissent par lasser et être remplacés par d'autres sur les agendas médiatiques et politiques. Pour rester tête d'affiche, il faut être capable d'insuffler de la nouveauté. Rien de mieux pour cela que d'identifier un nouvel ennemi et de nouveaux scandales. La focale mise sur les jeunes par les associations de l'establishment de la lutte contre le tabagisme peut être lue sous cet angle. C'est sans doute une préoccupation sincère chez beaucoup, mais c'est aussi une préoccupation utile car c'est l'une des références rhétoriques clés pour valoriser un problème[123]. Si vous pouvez effectuer un cadrage de l'ennemi et du danger comme une menace particulière pour les faibles (que les jeunes incarnent le mieux), alors les portes des médias vous seront ouvertes, l'anxiété grandira et les subventions publiques s'ensuivront. Pour terminer, on ne peut s'empêcher de mentionner que la vape peut constituer une ressource encore plus directe pour ces

---

[122] Cour des comptes, « Rapport d'évaluation des politiques de lutte contre le tabagisme », 13 décembre 2012 (www.ccomptes.fr/sites/default/files/EzPublish/rapport_evaluation_lutte_contre_tabagisme.pdf) et « Rapport sur la politique de prévention en santé », 1er décembre 2021 (www.ccomptes.fr/fr/documents/57947).

[123] Best, Joel, *Threatened Children: Rhetoric and Concern about Child-Victims*, University of Chicago Press, 1993.

structures. Elles demandent régulièrement des préjudices de plusieurs centaines de milliers d'euros au titre des atteintes à leurs actions de prévention du tabagisme ou parce qu'elles s'estiment diffamées. De là à imaginer que la motivation de ces associations à s'attaquer à la vape est mercantile, de là à considérer que les marchands ont pénétré le Temple, il n'y a qu'un pas, mais faisons confiance et gageons que ces groupes antivapes de lutte contre le tabagisme sont au-dessus de ces basses considérations et que leur opposition à la vape répond à des motivations plus profondes et sincères, bien qu'inappropriées. Quoi qu'il en soit, la position antivape de ces associations ayant pignon sur rue et celles-ci étant instinctivement considérées par les décideurs publics comme des sources fiables, voire comme des collaborateurs, ne fait qu'alimenter la peur du risque politique (cf. chapitre 5). Il en va exactement de même avec l'OMS, laquelle évolue d'ailleurs en symbiose avec ces associations.

2.4. L'OMS, UNE ORGANISATION SOUS EMPRISE

Comme on l'a vu, l'OMS constitue une référence centrale pour les antivapes qui l'utilisent à la fois comme source récurrente et comme argument d'autorité. De fait, l'OMS est très clairement et très farouchement antivape. Pourtant tenue d'appliquer les principes de la réduction des risques en vertu de l'article premier de la CCLAT* (dont nous parlerons bientôt), elle écarte la vape de sa boîte à outils et prône même sa prohibition. Elle considère que la vape n'est qu'un outil marketing pour attirer les jeunes vers le tabagisme. En somme, l'OMS rejette la réduction d'un risque présent et avéré, encouru par les fumeurs réels, au profit d'un risque futur et seulement supposé. Mais, pour justifier qu'elle prône sa prohibition, l'OMS ajoute que la vape est un produit dangereux en soi. La position de l'OMS en matière de vape est discutable sur le fond et a été contestée par de nombreux spécialistes et institutions de santé. Par exemple, le 6 décembre 2019, l'Académie nationale de médecine* se fendait d'un communiqué de presse où elle attaquait frontalement l'OMS. En voici un extrait : « La confiance en la cigarette électronique est aujourd'hui ébranlée par l'observation d'une soudaine épidémie de pathologies pulmonaires localisée aux États-Unis, ainsi que par le rapport de l'Organisation mondiale de la santé (OMS) qui, sans argumenter, qualifie la cigarette électronique "d'indiscutablement nocive" [...]. Cette crise de confiance pourrait causer la mort de milliers de fumeurs alors que le tabac tue la moitié de ses fidèles consommateurs. [...] En France, nombre de fumeurs qui s'apprêtaient à passer à la vaporette au lieu du tabac ne doivent pas hésiter puisque l'HAS* en a fait un produit utile à l'arrêt du tabac et qui a fait ses preuves. L'Académie nationale de médecine* prévient qu'il ne faut pas se tromper d'ennemi[124] ! » Quelques mois auparavant, l'Académie nationale de pharmacie s'en était prise, elle aussi, vertement à l'OMS en écrivant, le 30 juillet 2019, sur son compte Twitter (@AcadPharm) : « Incompréhensible position de l'OMS. Le tabac est responsable de 73 000 morts en France. L'e-cigarette permet d'arrêter de fumer. Ses composants sont à l'évidence moins nocifs que le tabac [l'Académie de pharmacie fait bien sûr référence au tabac fumé et non au tabac en tant que tel] ».

---

[124] Académie nationale de médecine, « L'Académie nationale de médecine rappelle les avantages prouvés et les inconvénients indûment allégués de la cigarette électronique (vaporette) », *op. cit.*

Ces communiqués d'un rare courage lorsqu'il s'agit de s'opposer à l'OMS, ont été diffusés à la suite de la publication du « rapport 2019 de l'OMS sur l'épidémie mondiale de tabagisme » (parfois aussi appelé « rapport Mpower 2019 »). Ce rapport, publié tous les deux ans, avait pour particularité de se focaliser cette année-là sur la cigarette électronique et, en grande partie en extrapolant à partir de la crise Evali*, d'en dénoncer l'usage sans subtilité, notamment à travers la création par l'OMS d'un site de questions/réponses sur la vape. Les deux ont bien entendu été l'objet d'une vaste campagne de communication par les antivapes et ils restent aujourd'hui centraux dans leur argumentation, bien qu'aux côtés de l'Académie nationale de médecine* d'autres institutions et spécialistes en ont immédiatement contesté les conclusions. Ce fut le cas, par exemple, du professeur Peter Hajek, directeur de l'unité de recherche sur la dépendance au tabac de l'université Queen Mary de Londres : « L'OMS a une longue histoire d'activisme antivape qui nuit à sa réputation. Ce document l'entache particulièrement […]. Pratiquement toutes les affirmations factuelles qu'il contient sont fausses […]. Les auteurs de ce document devraient assumer la responsabilité de leur recours à une désinformation flagrante susceptible d'empêcher les fumeurs de passer à une alternative beaucoup moins risquée[125]. » Cette opinion est loin d'être isolée et citons en guise de dernier exemple John Britton, professeur d'épidémiologie à l'université de Nottingham, membre du conseil d'administration de ASH* (Action on Smoking and Health est probablement la plus réputée des associations de

---

[125] Science Media Centre, « *Expert reaction to world health organization Q&A on electronic cigarettes* », 22 janvier 2020 (www.sciencemediacentre.org/expert-reaction-to-world-health-organisation-qa-on-electronic-cigarettes/).

lutte contre le tabagisme dans le monde), président du comité sur le tabac du Royal College of Physicians* (plus ou moins l'équivalent de l'Académie nationale de médecine*), directeur du Centre britannique d'études sur le tabac et l'alcool (UKCTAS est un réseau de 13 universités). Ce monsieur qui dispose donc de quelques gages de crédibilité, expliquait ceci à propos du site de l'OMS sur la vape sous forme de questions/réponses issu du rapport de 2019 : « Ce document de l'OMS est trompeur à plusieurs égards. Il laisse entendre que le fait de vapoter de la nicotine est la cause de l'épidémie de maladies pulmonaires graves qui s'est déclarée aux États-Unis, en 2019, alors qu'il s'agissait en fait de vapoter des produits à base de cannabis. Elle affirme qu'il n'y a pas de preuves solides que le vapotage est un moyen efficace d'arrêter de fumer, alors qu'il existe des preuves d'essais cliniques du plus haut niveau démontrant que le vapotage est plus efficace que les thérapies de remplacement de la nicotine que l'OMS approuve. Elle répond à la question de savoir si les e-cigarettes sont plus dangereuses que les cigarettes à base de tabac en suggérant que nous ne savons pas, alors qu'en fait elles sont clairement moins nocives. Ce faisant, l'OMS dénature les preuves scientifiques disponibles[126]. »

Mais qu'est-ce qui a donc conduit l'OMS à produire de tels documents ? Le milliardaire Michael Bloomberg dont nous avons déjà fait état. Il n'y a là rien de secret ; au contraire, l'OMS ne manque pas de rendre hommage à son richissime ordonnateur. Michael Bloomberg est cité sur le support internet de l'OMS présentant le rapport. Il a même eu le droit d'en écrire une préface dans laquelle il s'insurge contre les

[126] *Ibid.*

dangers de la cigarette électronique[127]. Ce privilège n'a pas été accordé au milliardaire en raison de ses éventuelles compétences médicales ni en raison de ses réalisations lorsqu'il était un décideur public, mais tout simplement parce que ce rapport a été financé par le milliardaire via sa fondation. C'est l'OMS elle-même qui l'indique[128]. À la manière de l'Ancien Régime où l'on pouvait acheter un office et en tirer des privilèges de toutes sortes, depuis 2016, Michael Bloomberg a été nommé « ambassadeur mondial de l'OMS pour les maladies non transmissibles ». En somme, Michael Bloomberg utilise le crédit de l'OMS pour faire avancer son agenda personnel et l'OMS utilise les crédits de Michael Bloomberg pour fonctionner. Dans ces conditions, on comprend mieux que l'OMS soit de plus en plus isolée et la seule institution de santé d'envergure à s'opposer encore frontalement à la vape. Elle le fait sans retenue, au point d'affirmer que « les systèmes électroniques d'administration de nicotine (Ends*) et les systèmes électroniques d'administration sans nicotine (Ennds), communément appelés e-cigarettes, ne contiennent pas de tabac et peuvent ou non contenir de la nicotine, mais sont nocifs pour la santé et sans aucun doute dangereux[129] ». Dans ses questions/réponses à la question : « Que fait l'OMS à propos des Ends* ? », elle répond sans ambages qu'elle assure un suivi de l'évolution des preuves… à travers « le rapport sur

[127] OMS, « *WHO report on the global tobacco epidemic 2019: offer help to quit tobacco use* », 25 juillet 2019 (www.who.int/publications/i/item/9789241516204).
[128] OMS, « *WHO launches new report on the global tobacco epidemic* », 29 juillet 2019 (www.who.int/news/item/26-07-2019-who-launches-new-report-on-the-global-tobacco-epidemic).
[129] OMS, « *Health Topics: Tobacco* » (www.who.int/health-topics/tobacco#tab=tab_1).

l'épidémie mondiale de tabagisme », c'est-à-dire le rapport Bloomberg. Ceci explique probablement cela.

Le lien financier entre l'OMS et Michael Bloomberg est une première raison de considérer les positions de l'OMS sur la vape avec beaucoup de précaution. Mais il existe un autre conflit d'intérêts majeur qui justifie de ne pas prendre les positions de l'OMS sur la vape pour argent comptant. Cette fois, c'est l'indépendance de l'OMS vis-à-vis de certains acteurs qui ont des intérêts économiques dans les industries concurrentes de la vape (cf. chapitre 3). Notons d'abord que le plus gros contributeur au budget de l'OMS est, de loin, les États-Unis. Ils représentent près du quart des contributions fixées du budget de l'OMS (22 %). Les deux entreprises pharmaceutiques qui ont développé les principaux substituts nicotiniques sont américaines. Pfizer fabrique le Champix®, et Johnson & Johnson, la gamme Nicorette® de gommes à mâcher, patchs, inhalateurs, etc. Les États-Unis sont également les principaux contributeurs volontaires au budget de l'OMS[130] et l'industrie pharmaceutique y participe à hauteur de plusieurs dizaines de millions de dollars[131].

Ceci étant, le conflit d'intérêts le plus troublant entre l'OMS et les États est lié à l'industrie du tabac, d'autant plus que l'OMS se valorise en mettant en avant son indépendance vis-à-vis de l'industrie du tabac et décrédibilise la vape en prétendant qu'elle y est liée. Pour en saisir toute la mesure, il faut revenir sur le

---

[130] Le budget de l'OMS est composé de « contributions fixées » qui dépendent du poids de l'État et en plus grande partie (80 %) de « contributions volontaires » (« CheckNews : qui finance l'OMS ? », *Libération*, 17 avril 2020 – www.liberation.fr/checknews/2020/04/17/qui-finance-l-oms_1785538/).

[131] Bañuelos, Javier, « *La OMS recibió 90 millones de dólares en donaciones de grandes farmacéuticas* », *Cadena Ser*, 25 août 2016 (https://cadenaser.com/ser/2016/06/13/sociedad/1465814899_603885.html).

fondement à partir duquel l'OMS intervient dans la lutte contre le tabagisme. Depuis 2005, la lutte contre le tabagisme s'organise à l'échelle mondiale sur la base d'un traité qui lie aujourd'hui 182 États, la CCLAT*. Ce traité interdit par exemple la publicité du tabac et oblige à protéger contre le tabagisme passif. L'OMS est une agence de l'ONU ; à ce titre, les États qui en sont membres ont leur mot à dire sur les décisions qui en émanent, d'autant plus dans le cadre d'un traité spécifique. À cette fin et pour permettre d'ajuster la lutte contre le tabagisme, tous les deux ans, une Conférence des parties (COP*) réunit les délégations gouvernementales des États signataires de la CCLAT* pour en actualiser l'action. À côté d'eux, une cinquantaine d'organisations, dont une vingtaine d'ONG, ont un statut d'observateur. Parmi elles, on trouve des représentants de la pharmacie (cf. chapitre 3), telle la Fédération internationale pharmaceutique (FIP) ou encore des groupes comme Tobacco-Free Kids* et The Union, toutes deux financées par Bloomberg. L'un des points clés de cette convention est de lutter contre les interférences de l'industrie du tabac avec la décision publique, de manière à ce que celle-ci ne soit guidée que par des objectifs de santé publique. Par conséquent, le traité demande aux États d'écarter toute interaction avec l'industrie du tabac et l'OMS n'a de cesse de rappeler l'importance de cet article 5.3 du traité. Celle-ci s'enorgueillit d'appliquer ce principe à la lettre lors des COP ; par exemple, Interpol s'est vu refuser un statut d'observateur car l'agence a perçu de l'argent de Philip Morris. Seulement l'OMS semble souffrir de myopie : sa lecture à la lettre est pour le moins hasardeuse. De fait, près de 20 États cigarettiers sont signataires et donc participent aux COP, alors même que l'OMS exige que l'industrie publique du tabac soit traitée

« comme toute industrie du tabac ». Parmi ces États, qui possèdent partiellement ou totalement des entreprises de l'industrie du tabac, on trouve la Chine, le Japon et l'Inde pour ne citer qu'eux. Les États-Unis bien que signataires ne font pas partie de la COP* car ils n'ont pas ratifié la CCLAT*, mais on a donc là le deuxième État financeur de l'OMS via les contributions fixées ; c'est-à-dire la Chine (12 %) et le troisième, le Japon (8,6 %), qui participent aux négociations du principal outil de lutte contre le tabagisme de l'OMS où, en outre, chaque voix compte puisque les décisions sont généralement prises par consensus. Si on inclut les États-Unis dont on parlait il y a quelques lignes et qui ont également intérêt à être contre la vape, c'est près de la moitié du budget des contributions fixées de l'OMS qui est concernée. Difficile de trouver pire conflit d'intérêts, et pourtant… Et pourtant, il ne faut pas oublier de mentionner le cas de l'Inde. L'Inde est, après la Chine, le deuxième pays le plus dépendant de l'économie du tabac selon la FAO (l'organisation des Nations Unies pour l'alimentation et l'agriculture, cf. chapitre 5). Cela n'empêche pas l'Inde de prendre part à la COP* de la CCLAT*. La septième COP*, qui s'est tenue en Inde, a été l'occasion d'une décision invitant les parties à considérer une interdiction des inhalateurs électroniques de nicotine. La COP 8 a été présidée par Preeti Sudan, à l'époque secrétaire d'État à la Santé du gouvernement indien. La COP 8 fut d'ailleurs l'occasion pour l'Inde, soutenue par l'OMS, de tenter de transformer cette invitation en obligation. Elle a échoué à faire adopter cette décision mais elle l'a appliquée d'elle-même, en septembre 2019, en interdisant la vente, l'importation et la publicité des produits du vapotage. Dès le lendemain, l'OMS publiait un communiqué de soutien dans lequel elle écrivait :

« L'OMS félicite le gouvernement indien d'avoir interdit les cigarettes électroniques. » L'OMS y louait aussi « le solide leadership démontré par le gouvernement en interdisant les cigarettes électroniques, ainsi que son volontarisme dans la mise en œuvre de la CCLAT* à travers cette décision[132].

La position antivape de l'OMS provoque régulièrement de vigoureuses réactions, y compris de la part d'acteurs qui ont une proximité certaine avec cette organisation internationale. Par exemple, en décembre 2021, Charles Gardner un spécialiste de la lutte contre le tabagisme qui a travaillé plusieurs années pour l'OMS, déclarait : « J'ai passé trente ans dans la santé mondiale et je n'ai jamais rien vu de si dingue que ce qui est en train de se passer dans la lutte contre le tabagisme. » À cette occasion, il appelait les gouvernements à constituer un groupe de travail sur la réduction des risques en matière de tabagisme pour questionner « l'approche prohibitionniste de l'OMS » et contrer la désinformation de l'OMS et de Bloomberg[133]. D'aucuns balaieront le propos de Charles Gardner d'un revers de main car il a désormais des liens avec l'industrie du tabac, mais il est loin d'être le seul proche de l'OMS à s'être inquiété de la posture antivape de l'agence onusienne. Ce fut par exemple le cas de David Goerlitz, figure emblématique de la lutte antitabac et décoré à cet égard en 1989 par l'OMS d'une médaille d'honneur, qui décida en 2015 de rendre cette médaille. Il considérait que la politique antivape de l'OMS favorisait l'industrie du tabac et ne souhaitait pas cautionner les

---

[132] OMS, « *WHO statement on ban of e-cigarettes by Government of India* », 19 septembre 2019 (www.who.int/india/news/detail/19-09-2019-who-statement-on-ban-of-e-cigarettes-by-government-of-india).
[133] Griffin, Patrick, « *Repeal this "failed" vaping ban* », *Vapouround Magazine*, n° 36, p. 38-39 (https://viewer.joomag.com/vapouround-magazine-issue-36/0343652001638275361?page=39).

mensonges sur lesquels s'appuyait l'ancienne directrice de l'OMS, la Chinoise Margaret Chan, pour demander l'interdiction de la vape. C'est le cas également du professeur émérite de santé publique Robert Beaglehole, actuel président de ASH* Nouvelle-Zélande et ancien directeur du département des Maladies chroniques et de la Promotion de la santé de l'OMS qui, en décembre 2021, dénonçait dans un même élan les liens entre l'OMS et Bloomberg, le fonctionnement de la CCLAT* et l'approche antivape de l'OMS[134].

Tout porte donc à croire que la vape est une illustration des propos de Margaret Chan, l'ancienne directrice de l'OMS donc, qui déclarait : « Les pratiques financières actuelles font de l'OMS une organisation fondée sur les ressources et non sur les résultats. L'argent dicte ce qui est accompli[135]. » D'ailleurs, comme le calculait l'agence Reuters, les spécialistes des finances et du commerce ont pris le dessus au fur et à mesure des COP* sur les spécialistes de santé publique dans les délégations nationales[136]. L'OMS n'est pas nécessairement corrompue mais, en matière de vape, ses conflits d'intérêts sont patents et l'on doute que son regard puisse ne pas être biaisé. Malheureusement, ces faits étant peu connus, invoquer l'OMS comme argument d'autorité reste une stratégie très efficace pour les marchands de peur du camp antivape. Les grandes visibilité et légitimité de l'OMS rendent très compliqué la tâche

---

[134] The E-Cigarette Summit, « *Robert Beaglehole* », Royal College of Physicians, Londres, 9 décembre 2022 (www.e-cigarette-summit.co.uk/speaker/prof-robert-beaglehole/).

[135] Jeanblanc, Anne, « L'OMS dans les griffes des lobbyistes ? », *Le Point*, 4 avril 2017 (www.lepoint.fr/editos-du-point/anne-jeanblanc/l-oms-dans-les-griffes-des-lobbyistes-04-04-2017-2117123_57.php).

[136] Kalra, Aditya, Bansal, Paritush, Wilson, Duff et Lasseter, Tom, « *Inside Philip Morris' campaign to subvert the global anti-smoking treaty* », Reuters, 13 juillet 2017 (www.reuters.com/investigates/special-report/pmi-who-fctc/).

de s'y opposer. Cela vaut dans le monde des spécialistes de la santé, mais bien plus encore dans les espaces profanes composés de non spécialistes. Vu le poids accordé à l'OMS par les citoyens lambda, les médias et les élus non spécialistes, il est presque suicidaire pour un acteur politique de ne pas aller dans le sens de l'OMS. En l'occurrence, il est très difficile pour un acteur politique de prendre des mesures provapes alors que l'OMS s'exprime clairement contre la vape ; ce qui arrange bien les industriels du tabac et de la pharmacie – d'autres opposants majeurs à la vape.

CHAPITRE 3
Le trouble jeu de Big Tobacco et Big Pharma

Jouant sur des codes établis, une Américaine publiait en 2021 un livre intitulé *Big Vape*[137]. Ce titre effectue un parallèle entre la vape et les célèbres Big Tobacco et Big Pharma. Derrière ces termes, on retrouve l'idée de conspiration et de collusion – conspiration au sens où les industriels de la cigarette et ceux de la pharmacie infiltreraient secrètement la décision publique ; collusion au sens où l'ensemble des fabricants de cigarettes, dans un cas, et l'ensemble des compagnies pharmaceutiques, dans l'autre, agiraient de façon coordonnée. Même si, par souci de simplicité, nous reprendrons ces termes, les pratiques qu'ils sous-entendent sont largement fantasmées et appartiennent aujourd'hui davantage à la mythologie des théoriciens du complot, qu'ils ne correspondent à la réalité. Il reste que la vape, bien loin de pouvoir être associée à l'industrie pharmaceutique et à celle de la cigarette, doit faire face au lobbying antivape de ces deux puissantes industries car elle peut sérieusement nuire à leurs intérêts économiques.

---

[137] Ducharme, Jamie, *Big Vape: The incendiary rise of JUUL*, Hodder & Stoughton, 2021.

3.1. La vape, concurrent industriel majeur

Que la vape, réputée réduire le tabagisme, soit un concurrent de Big Tobacco est relativement évident. Que la vape soit un concurrent de Big Pharma l'est moins. Pourtant, ce sont des milliards d'euros qui sont en jeu. Alors commençons par là.

La vape, alternative aux substituts nicotiniques

Plus de 100 millions d'euros, c'est le chiffre d'affaires des substituts nicotiniques vendus en officine en France, en 2012. Ce chiffre date un peu mais il reste significatif, d'autant que depuis lors, les ventes de ces substituts ont considérablement augmenté. Celles-ci ne concernent pas que la France, bien entendu ; à l'échelle mondiale, la valeur que représente la lutte contre le tabagisme est considérable pour les principaux laboratoires pharmaceutiques qui commercialisent des TNS*, notamment Pfizer, GlawoSmithKline (GSK) et le français Pierre Fabre[138]. Ce n'est pas si étonnant car les substituts nicotiniques font partie des produits phares OTC* (« *over the counter* ») ; c'est-à-dire des médicaments en vente libre, ne nécessitant pas d'ordonnance. Plus de 70 dispositifs sont concernés : patchs, gommes à mâcher, comprimés, pastilles et sprays buccaux. Ces produits sont au cœur de la profitabilité des pharmacies. Ils sont l'objet d'un merchandising très réfléchi de la part des pharmaciens et d'une compétition féroce entre les représentants des laboratoires destinés, pour les

---

[138] Dworschak, Manfred, « *Wie Pharmakonzerne gegen die E-Zigarette vorgehen* », *Der Spiegel*, 23 août 2018 (www.spiegel.de/wissenschaft/warum-die-pharmalobby-die-e-zigarette-bekaempft-a-00000000-0002-0001-0000-000165579742).

pharmaciens comme pour les laboratoires, à augmenter leurs profits en vendant massivement les produits les plus rentables. Pour preuve encore de l'intérêt à commercer ces substituts nicotiniques, des études ont montré que 74,4 % des pharmacies exposent des boîtes de substituts nicotiniques à la vue du public[139] alors que seulement un quart d'entre elles consacrait plus de dix minutes à conseiller un client souhaitant arrêter de fumer[140].

Après des années de hausse atteignant parfois les 10 %, ce chiffre d'affaires a décliné en 2013. Cette même année, le chiffre d'affaires de la vape a rattrapé celui des substituts nicotiniques. La relation de cause à effet semble être évidente pour les représentants de l'industrie pharmaceutique eux-mêmes. Un article de *Challenges* intitulé « Tabac : comment l'e-cigarette est en train de tuer les patchs », s'en faisait l'écho et soulignait que l'avenir était sombre pour les laboratoires commercialisant des substituts nicotiques[141]. Citée dans cet article, Sophie Ragot, responsable marketing OTC* et dermatologie pour le laboratoire GSK qui commercialise les produits NiQuitin®, constatait un « décrochage » allant jusqu'à moins 35 % sur les ventes de patchs. Elle indiquait que « les patchs ont souffert sérieusement à partir de l'été 2013, justement lorsque les points de vente de cigarettes

---

[139] Le Louarn, A. et Gérard, S., « L'aide au sevrage tabagique assurée par les pharmaciens d'Alsace », *Santé publique*, vol. 14, n° 2, 2002, p. 121-133 (www.cairn.info/revue-sante-publique-2002-2-page-121.htm).
[140] Dansou, Anne, Pousséo, Charlotte, Kaniut Virginie, Leloup, Audrey, *et al.*, « L'aide au sevrage tabagique dans les officines françaises », *Santé publique*, vol. 27, n° 2, 2015, p. 167-176 (www.cairn.info/revue-sante-publique-2015-2-page-167.htm).
[141] Husson, Laure-Emmanuelle, « Tabac : comment l'e-cigarette est en train de tuer les patchs », *Challenges*, 23 janvier 2014 (www.challenges.fr/economie/tabac-comment-l-e-cigarette-est-en-train-de-tuer-les-patchs_76851).

électroniques ont commencé à se multiplier en France ». L'article ajoutait que « sur le terrain, les pharmaciens proches d'un magasin de cigarettes électroniques constatent un fort repli de leurs ventes de substituts nicotiniques. Les fumeurs désireux d'arrêter de fumer seraient découragés par le traitement à suivre pour arrêter le tabac avec des substituts nicotiniques classiques ». Mais l'avenir ne s'est pas révélé aussi sombre que prévu. Pour préserver son marché, l'industrie pharmaceutique a été bien aidée par la directive européenne de 2014 associant cigarette et vape et visant à l'encadrer mais aussi à limiter sa consommation. Alors que les ventes de substituts ont baissé en 2013 et 2014, sous l'effet donc de l'arrivée de la vape, elles ont explosé à partir de 2016 – année qui correspond à l'application de la directive européenne en France. Pour les patchs, l'augmentation a été de 44,7 % en 2017, 46,2 % en 2018 et 32,4 % en 2019. Les ventes de substituts sous forme orale ont quant à elles progressé de près de 25 % en 2019 et de 12 % en 2020[142]. Aujourd'hui, en France, l'assurance-maladie rembourse à 65 % ces substituts, ce qui incite les fumeurs à recourir à cette option et garantit la rente des compagnies pharmaceutiques et des distributeurs que sont les officines de pharmacie.

La vape est donc un rival sérieux pour cette branche profitable de l'industrie pharmaceutique. Elle l'est parce qu'elle propose un dispositif directement concurrent de leurs produits. Elle l'est parce que l'industrie pharmaceutique peut difficilement contrôler le secteur de la vape à partir de simples

---

[142] Douchet, Marc-Antoine, « Tabagisme et arrêt du tabac en 2020 », Observatoire français des drogues et des tendances addictives, mars 2021 (www.ofdt.fr/publications/collections/bilans/tabagisme-et-arret-du-tabac-en-2020/).

manœuvres économiques, comme des acquisitions d'entreprise, car la vape ne relève pas du secteur du médicament. Mais la vape est surtout dangereuse pour la branche TNS* de l'industrie pharmaceutique car elle met à jour les limites de l'efficacité de leurs produits et propose une solution efficace. Par exemple, dans un rapport de 2021, le Royal College of Physicians* (l'équivalent britannique de l'Académie nationale de médecine* en France) était on ne peut plus explicite : « Les e-cigarettes sont un traitement efficace contre la dépendance au tabac[143]. » Pour l'autorité médicale, il convient donc d'inclure la vape dans tous les protocoles de soin. Pour d'autres, les résultats de la vape sont même meilleurs que ceux des TNS* en termes de santé publique. Public Health England* (l'équivalent de Santé publique France*) n'hésitait pas à l'affirmer : « Le vapotage est positivement associé à une cessation du tabagisme réussie », écrivait-elle après analyse des données scientifiques dans l'un de ses derniers rapports et, bien que l'autorité de santé britannique soulignât l'importance de disposer d'une multiplicité de moyens de sevrage, elle précisait que « l'utilisation intensive de produits de vapotage dans les tentatives d'abandon, en comparaison des médicaments, suggère que les produits de vapotage peuvent atteindre plus de personnes qui fument et ont donc plus d'impact que les TNS* et la varénicline [qui est le principe actif à la base du Champix® commercialisé par Pfizer et uniquement vendu sur

---

143 Agrawal, Sanjay, « *Smoking and health 2021: A coming of age for tobacco control* », Royal College of Physicians, mai 2021 (www.rcplondon.ac.uk/projects/outputs/smoking-and-health-2021-coming-age-tobacco-control).

ordonnance][144] ». La vape est donc sans conteste un concurrent majeur de la branche « cessation du tabagisme » de l'industrie pharmaceutique. Mais la vape ne met pas en danger que les profits de cette branche. C'est sans doute excessif de prêter un tel cynisme à l'industrie pharmaceutique mais il faut tout de même mentionner que les traitements prodigués pour soigner les pathologies liées au tabagisme lui rapportent bien plus que les quelques milliards des substituts nicotiniques. Dans une logique purement économique, Big Pharma a donc intérêt à avoir des gens qui veulent arrêter de fumer mais elle a aussi intérêt à avoir des gens qui ne le veulent pas, ou qui n'y parviennent pas avec des substituts guère efficaces. Elle gagne sur tous les tableaux. L'industrie de la vape n'a, elle, aucun intérêt à la maladie.

La vape, alternative à la cigarette

Il est une autre industrie qui a beaucoup à perdre avec la vape. Cette fois, on ne peut douter de son cynisme ; c'est celle de la cigarette, la fameuse Big Tobacco. Le marché mondial du tabac était estimé à 932 milliards de dollars en 2020, avec une projection de croissance de près de 2 % par an jusqu'au moins 2028[145]. Une croissance qui sera principalement portée par la Chine et l'Inde, deux pays ostensiblement antivapes. Par ailleurs, les cigarettes représentent 93 % du marché du tabac – part qui devrait rester à peu près stable. Leur consommation

---

[144] Public Health England, « *Vaping in England: evidence update* », février 2021 (www.gov.uk/government/publications/vaping-in-england-evidence-update-february-2021).
[145] Grand View Research, « *Tobacco Market Size, Share & Trends Analysis Report By Product (Smokeless, Cigarettes, Cigar & Cigarillos, Next-Generation Products, Waterpipes), By Region, And Segment Forecasts* », 2021-2028, février 2021.

tend à baisser dans les pays occidentaux, mais le taux de prévalence (i. e., le taux de fumeurs dans la population) reste considérable dans certains pays – en France tout particulièrement où, selon le HCSP*, en 2020, 31,8 % des 18-75 ans fumaient. C'est plus que dans tous les pays européens limitrophes de taille comparable et bien plus qu'au Royaume-Uni où la prévalence est de 13,9 %. Pays qui a le plus institutionnalisé la vape comme outil de réduction des risques, le Royaume-Uni est parvenu à réduire la prévalence de 40 % depuis 2010[146]. En France, malgré le satisfecit des associations de l'establishment de la lutte contre le tabagisme et au grand désarroi de la Cour des comptes, la prévalence du tabagisme n'évolue quasiment pas depuis trente ans, puisqu'en 1992, elle se situait autour de 35 %[147]. En France et à l'échelle mondiale, Big Tobacco est globalement parvenue à contenir l'érosion de son marché. Le marché de la cigarette reste absolument considérable, il n'est pas en fin de vie et les industriels de la cigarette auraient beaucoup à perdre à voir apparaître un adversaire sérieux. La vape, au hasard… On l'a dit, la vape est largement considérée comme un outil de réduction, voire de cessation du tabagisme. Si les gens vapent, ils fument moins – c'est le HCSP* (que l'on ne peut soupçonner d'être provape) qui le dit :

> « La très grande majorité des vapoteurs sont soit fumeurs, soit ex-fumeurs ; ils sont très peu nombreux à n'avoir jamais eu d'expérience du tabagisme. Par

---

[146] Action on Smoking and Health (ASH), « *Smoking Statistics* », mai 2021 (https://ash.org.uk/resources/view/smoking-statistics).

[147] OFDT, « *Usage actuel (occasionnel ou régulier) de tabac parmi les 18-75 ans. Évolutions depuis 1974* », juin 2019 (www.ofdt.fr/statistiques-et-infographie/series-statistiques/tabac-evolution-de-lusage-occasionnel-ou-regulier-parmi-les-18-75-ans/).

> exemple, en 2018, plus de 51 % des vapoteurs étaient également fumeurs de tabac (« vapofumeurs ») ; plus de 48 % étaient d'anciens fumeurs ; moins de 1 % n'avait jamais fumé de tabac. Le vapotage semble attirer des fumeurs désireux de réduire ou d'arrêter leur consommation de tabac. Ainsi, parmi les vapoteurs ou ex-vapoteurs adultes, en 2017, 59 % déclaraient avoir essayé le vapotage dans l'idée d'arrêter de fumer, et 31 % dans l'idée de réduire la quantité de cigarettes fumées. La grande majorité des consommateurs (ou vapofumeurs, soit 80 %) déclaraient avoir diminué la quantité de cigarettes fumées, en moyenne de 10 cigarettes par jour ; notons que leur consommation moyenne initiale était de 19 cigarettes par jour, nettement au-dessus de la moyenne des fumeurs français (13 cigarettes par jour en moyenne en 2017). Ce lien entre vapotage et diminution du nombre de cigarettes fumées en France, semblait corroboré par des données longitudinales issues d'autres enquêtes[148]. »

Alors que la mise sur le marché des TNS* ne semble pas avoir considérablement nui à Big Tobacco, l'avènement de la vape pourrait représenter un challenge d'une tout autre ampleur. En 2019, des recherches, publiées dans une revue prestigieuse, ont été menées à partir de 900 fumeurs souhaitant arrêter de fumer et ont montré que la vape peut être jusqu'à deux fois plus efficace que les substituts autorisés, avec 18 % de succès pour ceux qui ont recouru à la vape, contre moins de 10 % pour les autres[149]. Plus récemment encore, d'autres recherches, publiées dans la revue scientifique spécialisée *Addiction*, ont montré que la vape pourrait être six fois plus

---

148 Haut Comité de santé publique, « Avis relatif aux bénéfices risques de la cigarette électronique », *op. cit.*

149 Hajek, Peter, Phillips-Waller, Anna, Przulj, Dunja, Pesola, Francesca, *et al.*, « *A Randomized Trial of E-Cigarettes versus Nicotine-Replacement Therapy* », *The New England Journal of Medicine*, *op. cit.*

efficace que les TNS* pour aider les fumeurs les plus invétérés à arrêter de fumer[150]. On y lit que « les résultats de l'essai suggèrent que pour le traitement des fumeurs qui ont échoué avec des médicaments pour arrêter de fumer auparavant, recommander une cigarette électronique avec un e-liquide fort et des saveurs du choix du patient est une approche plus efficace que de prescrire une combinaison de TNS* ». « Chez les fumeurs ayant des antécédents d'abandon infructueux, les cigarettes électroniques étaient plus efficaces que les TNS* à la fois en termes de réduction du tabagisme d'au moins 50 % et en termes de sevrage tabagique », ajoutent les auteurs. Selon eux, l'explication pourrait tenir au fait que « l'utilisation de la cigarette électronique semble nécessiter moins d'efforts, peut-être parce que les cigarettes électroniques sont meilleures que les TNS* pour fournir ce que les fumeurs recherchent ». Mais il y a bien pire pour les fabricants de cigarettes. En effet, alors que les substituts nicotiniques ne seront sollicités que par des fumeurs activement engagés dans une démarche d'arrêt de la cigarette, la vape, notamment parce qu'elle est en vente libre, fait arrêter de fumer des fumeurs qui n'avaient pas l'intention d'arrêter. Une étude de 2014 a montré que huit mois après avoir essayé la vape, 21 % des fumeurs d'un panel ont totalement cessé de fumer alors qu'ils n'en avaient pas l'intention et 23 % ont considérablement réduit leur consommation[151]. L'une des

---

[150] Myers Smith, Katie, Phillips-Waller, Anna, Pesola, Francesca, McRobbie, Hayden, *et al.*, « *E-cigarettes versus nicotine replacement treatment as harm reduction interventions for smokers who find quitting difficult: randomized controlled trial* », *Addiction*, vol. 117, n° 1, janvier 2022, p. 224-233 (https://pubmed.ncbi.nlm.nih.gov/34187081/).

[151] Adriaens, Karolien, Van Gucht, Dinska, Declerck, Paul et Baeyens, Frank, « *Effectiveness of the Electronic Cigarette: An EightWeek Flemish Study with Six-Month Follow-up on Smoking Reduction, Craving and Experienced Benefits and Complaints* », *International Journal of Environmental Research and Public Health*, vol. 11, n° 11,

raisons de cette efficacité tient à une force dont les TNS* ne disposent pas : la cigarette électronique ressemble physiquement à une cigarette et procure du plaisir. La logique est parfaitement résumée dans une autre étude : « Les cigarettes électroniques répondent aux besoins de certains ex-fumeurs en remplaçant les aspects physiques, psychologiques, sociaux, culturels et identitaires de la dépendance au tabac. Certains vapoteurs ont déclaré qu'ils trouvaient le vapotage agréable – être plus qu'un substitut, et en fait préféré, au fil du temps, au tabagisme[152]. » En définitive, industriels du tabac et de la pharmacie ont donc des intérêts économiques lourds et étroitement imbriqués qui justifient leur lobbying antivape.

3.2. Lobbying antivape tous azimuts

Big Pharma et Big Tobacco ne restent évidemment pas passives face à la menace économique que la vape représente pour eux. Désinformation, décrédibilisation, ingérence dans la décision publique, des médias spécialisés et des associations de lutte contre le tabagisme, financement de la recherche, pression économique, étouffement réglementaire, le lobbying antivape de l'industrie pharmaceutique et de l'industrie du tabac se déploie tous azimuts. L'alliance de circonstance entre ces deux industries pour contrer la vape est apparue au grand jour dès

---

29 octobre 2014, p. 11220-11248 (https://pubmed.ncbi.nlm.nih.gov/25358095/).

[152] Notley, Caitlin, Ward, Emma, Dawkins, Lynne et Holland, Richard, « *The unique contribution of e-cigarettes for tobacco harm reduction in supporting smoking relapse prevention* », *Harm Reduction Journal*, vol. 15, n° 1, 20 juin 2018, p. 31 (https://harmreductionjournal.biomedcentral.com/articles/10.1186/s12954-018-0237-7).

2013, lors de la révision de la directive européenne sur les produits du tabac[153]. À cette occasion, certains eurodéputés ont dénoncé les pressions exercées par le lobby du tabac pour encadrer la vape à l'excès, de manière à limiter les nuisances de ce produit à l'encontre du marché de la cigarette. D'autres ont dénoncé les pressions exercées par le lobby pharmaceutique afin d'obtenir une classification de la vape comme médicament, ce qui aurait permis à l'industrie pharmaceutique de s'approprier le produit. Le Parlement européen a finalement rejeté cette proposition. Les eurodéputés ont tenu à ce que la vape soit encadrée mais reste facilement disponible pour les fumeurs afin d'offrir une alternative au tabagisme plus accessible que les substituts médicamenteux. Il faut saluer le courage de ces eurodéputés car les stratégies déployées par ces deux industries pour tromper les décideurs politiques ne manquent pas.

LES « MEDICAMENTEURS »

La première réponse des laboratoires pharmaceutiques, après l'arrivée de la vape sur le marché et la démonstration de son efficacité au moins aussi satisfaisante que leurs produits, a été de tenter d'obtenir sa classification comme produit

[153] Les débats en commission et en plénière sont très éclairants (particulièrement ceux concernant l'amendement 170 qui a rejeté le classement comme médicament que proposait la Commission européenne) : Legislative Observatory (European Parliament), « 2012/0366(COD). Tabac et ses produits : fabrication, présentation et vente » (https://oeil.secure.europarl.europa.eu/oeil/popups/ficheprocedure.do?l=fr&reference=COM%282012%290788).

médicamenteux afin d'en récupérer le marché[154]. Sans succès. Face à cet échec, l'attitude des laboratoires pharmaceutiques a radicalement changé. Il ne s'agissait plus démontrer l'efficacité de la vape dans le sevrage tabagique et donc d'en faire un médicament qui tomberait dans leur escarcelle ; il fallait au contraire mettre en avant sa dangerosité, tout en soulignant l'efficacité des produits de sevrage autorisés. Discréditer un produit efficace et survaloriser un autre qui ne l'est pas tant que ça, telle a été en résumé la stratégie des industriels de la pharmacie. C'est pourquoi Stéphane Horel ne nous en voudra pas d'avoir repris l'intitulé de l'un de ses documentaires en titre de cette partie[155].

En Europe, les compagnies pharmaceutiques ont ainsi été en première ligne des acteurs mobilisés pour obtenir une directive européenne associant la vape à n'importe quel produit du tabac. En 2018, *Die Zeit*, l'un des deux journaux allemands les plus réputés, a publié un article intitulé : « Ce que les lobbyistes ont contre les cigarettes électroniques[156]. » On pouvait y lire une citation d'un mémorandum signé par une série d'experts médicaux qui affirmait que « les cigarettes électroniques ont plus de risques potentiels que d'avantages en termes de population, en particulier pour la santé publique, car elles mettent en danger les succès antérieurs de la prévention du tabagisme ». Les auteurs de cet article (l'un spécialiste des

---

[154] École de guerre économique, « Le lobby du tabac est-il pris à son propre piège ? », 11 juin 2013 (www.ege.fr/infoguerre/2013/06/le-lobby-du-tabac-est-il-pris-a-son-propre-piege).

[155] Horel, Stéphane, Redolfi, Annick et Rossigneux, Brigitte, *Les Médicamenteurs*, documentaire diffusé en juin 2009 sur France 5.

[156] Stöver, Heino et Jazbinsek, Dietmar, « *Was Lobbyisten gegen E-Zigaretten haben* », *Die Zeit*, 31 mai 2018 (www.zeit.de/wissen/gesundheit/2018-05/weltnichtrauchertag-rauchen-e-zigarette-nachfrage-deutschland-grossbritannien).

addictions, l'autre spécialiste du lobbying en santé) s'étonnaient d'une telle affirmation au vu des mauvais résultats de la politique allemande contre le tabagisme et y voyaient un exemple typique de la manière dont les compagnies pharmaceutiques décrédibilisent la vape, en s'appuyant sur les leaders d'opinion médicaux qu'elles mobilisent en échange de fonds de recherche, de rémunérations de consultants et de financements pour les participations aux conférences. En août 2018, c'est *Der Spiegel*, l'autre média de référence allemand, qui publiait une enquête mettant à jour l'influence de Pfizer sur Aktionsbündnis Nichtrauchen (ABNR*) ; c'est-à-dire la principale structure de lutte contre le tabagisme en Allemagne – une alliance d'associations, à l'image en France de l'ACT*[157]. *Der Spiegel* a mis au jour un don secret de près de 180 000 euros pour monter une antenne de l'ABNR* destinée à faire du lobbying, à la suite de publications scientifiques démontrant l'utilité de la vape en termes de sevrage tabagique. L'enquête établissait qu'en contrepartie, l'ABNR* avait accepté de parler défavorablement de la vape et de militer pour minimiser l'efficacité du vapotage en ignorant les données scientifiques et en véhiculant de fausses informations. Pfizer orientait les positions et recommandations antivapes de l'ABNR* et de ses membres via son emprise financière et grâce à la présence d'un représentant du laboratoire au sein du comité de pilotage de l'alliance antitabac – désormais devenue « antivape acharnée », selon *Der Spiegel*. Pour protéger la valeur considérable du marché des substituts nicotiniques, Pfizer n'est pas le seul à être monté au créneau et à avoir mis la main sur les structures associatives et scientifiques spécialisées dans la lutte contre le

---

[157] Dworschak, Manfred, « *Wie Pharmakonzerne gegen die E-Zigarette vorgehen* », *Der Spiegel*, *op. cit.*

tabagisme : tous les grands laboratoires vendant des produits destinés au sevrage tabagique étaient cités (GSK, Johnson & Johnson, Novartis).

L'Allemagne est loin d'être un cas isolé. Il ne fait aucun doute que l'UE a été la cible d'une large campagne de lobbying des grandes compagnies pharmaceutiques pour introduire la vape dans la directive sur les produits du tabac, en 2016, et lui imposer un cadre réglementaire très restrictif. Des e-mails explicites adressés aux décideurs européens ont été rendus publics[158] et ont été confirmés par des témoignages de parlementaires européens[159]. Aux États-Unis aussi, les grands laboratoires pharmaceutiques ont depuis longtemps tenté de peser de tout leur poids contre la vape pour préserver leur marché[160]. Ceci étant, là-bas comme ailleurs, l'opposition de l'industrie pharmaceutique à la vape n'est pas réservée à Big Pharma. Par exemple, en 2022, la start-up pharmaceutique américaine Respira Technologies s'est fait prendre la main dans le sac à prôner auprès de la FDA* une réglementation encore plus stricte de la vape, au moment même où elle lui demandait une autorisation de mise sur le marché des médicaments pour son propre produit d'inhalation de nicotine (un nébulisateur) qu'elle décrit elle-même comme un produit « de style vape ». Surtout, la start-up a engagé une campagne de diffamation de

---

[158] Kitamura, Makiko, « *Glaxo Memo Shows Drug Industry Lobbying on E-Cigarettes* », *Bloomberg.com*, 19 février 2014 (www.bloomberg.com/news/articles/2014-02-19/glaxo-memo-shows-drug-industry-lobbying-on-e-cigarettes).

[159] Orlowski, Andrew, « *Big Pharma wrote EU anti-vaping diktat, claims Tory ex-MEP* », The Register, 13 mai 2016 (www.theregister.com/2016/05/13/lords_ecigarette_debate_vaping_tpd2_tobacco/).

[160] Voir les documentaires *A Billion Lives* (2016) et *You Don't Know Nicotine* (2020), tous deux du réalisateur américain Aaron Biebert.

la vape en se cachant derrière un pot de miel* d'information sur la vape. La compagnie y dénonçait notamment de faux conflits d'intérêts derrière des travaux provapes et établissait un amalgame entre vape et crise Evali*. Il s'agissait d'une campagne de désinformation typique de celles basées sur la peur (aussi appelée « campagnes FUD » pour « *Fear, Uncertainty, Doubt* » – « Peur, incertitude et doute »). En France aussi, « l'industrie pharmaceutique tire sur l'ambulance[161] ». Les méthodes sont les mêmes qu'ailleurs ; notamment, instrumentaliser les structures associatives associées à la définition des politiques de lutte contre le tabagisme. Dès 2011, Rue89 s'en faisait l'écho de manière on ne peut plus claire : « Derrière la lutte antitabac, l'omniprésence des labos » ; « L'industrie du sevrage en est le parfait exemple. Le CNCT*, l'ACT* ou encore l'Office français du tabac (OFT) ont des liens plus ou moins directs avec les laboratoires[162]. » Plus récemment, ce sont les omissions de déclaration de liens économiques entre le laboratoire Pfizer et un antivape notoire, le docteur Ivan Berlin, trésorier de la Société francophone de tabacologie, qui défrayaient la chronique[163]. L'alliance entre

---

161 École de guerre économique, « Le lobby du tabac est-il pris à son propre piège ? », *op. cit.*

162 Leblanc, Barbara, « Derrière la lutte antitabac, l'omniprésence des labos », *L'Obs*, 10 novembre 2016 (www.nouvelobs.com/rue89/rue89-tabac/20100922.RUE8410/derriere-la-lutte-antitabac-l-omnipresence-des-labos.html#).

163 Nau, Jean-Yves, « Arrêter de fumer avec (ou sans) conflits d'intérêts : que s'est-il passé à l'OpenMind Kfé ? », *Journalisme et santé publique*, 17 octobre 2018 (https://jeanyvesnau.com/2018/10/17/arreter-de-fumer-avec-ou-sans-conflits-dinterets-que-sest-il-passe-a-lopenmind-kfe/) ; Béziau, Sébastien, « Décryptage : les gynécologues ont-ils été manipulés pour tromper les femmes enceintes sur le vapotage ? », Vapyou.com, 26 juin 2020 (www.vapyou.com/gynecologues-tromper-femmes-enceintes-vapotage/) ; Poirson, Philippe, « Le Dr Ivan Berlin fait-il des cachotteries sur ses liens d'intérêts avec Pfizer ? », Vapolitique.blogspot.com, 21 décembre 2020 (https://vapolitique.blogspot.com/2020/12/le-dr-ivan-berlin-fait-il-des.html).

laboratoires pharmaceutiques et structures de lutte contre le tabagisme doit-elle conduire à questionner leurs positions antivapes ? Pas pour tout le monde, visiblement. Grâce à Yves Bur, chef de file de la Commission des affaires sociales, député UMP du Bas-Rhin et symbole de la lutte antitabac, on comprend pourquoi. En effet, comme le rappelait le député, « les laboratoires sont créateurs de richesses, il ne faut pas les diaboliser. Ils assurent 100 000 emplois en France ».

LE RIDEAU DE FUMEE

L'industrie du tabac n'est pas en reste ; elle aussi sait jouer double jeu. Cette fois, nous empruntons le titre à un livre de l'ancien président du CNCT*, Gérard Dubois, consacré aux méthodes de lobbying de l'industrie du tabac[164]. En effet, la stratégie antivape de l'industrie du tabac repose sur une série de faux-semblants visant à brouiller l'image de la vape et à cacher les intentions de l'industrie du tabac. À en croire les campagnes de communication des grandes entreprises du tabac, cette industrie aurait tourné la page et militerait désormais haut et fort pour « un monde sans fumée » – pour reprendre le slogan de Philip Morris[165]. Cette dernière a même créé une fondation, The Foundation for a Smoke-Free World, dont l'ambition affichée est de mettre fin au tabagisme dès cette génération. Cette fondation que l'industrie du tabac prétend indépendante est exclusivement financée par Philip Morris, à hauteur

---

[164] Dubois, Gérard, *Le Rideau de fumée : Les méthodes secrètes de l'industrie du tabac*, Le Seuil, 2003.
[165] Calantzopoulos, André, « *Open letter from Philip Morris International CEO* », *Politico*, 21 janvier 2019 .

d'un milliard de dollars selon certaines sources[166]. À grand renfort de communication encore, la direction de cette fondation a été confiée à un ancien fonctionnaire de l'OMS engagé dans les négociations de la CCLAT*. Peut-on croire ces déclarations d'intention de l'industrie du tabac ? De toute évidence, non. En 2017, l'année de la création de la fondation, Reuters publiait les *Philip Morris files*[167] – l'une des plus grandes fuites de l'histoire de l'industrie du tabac. À travers des milliers de pages comprenant des e-mails entre dirigeants, des présentations PowerPoint internes et des documents de planification, on pouvait y lire comment la compagnie s'attache à contrer la lutte contre le tabagisme. Fait encore plus récent qui contredit les déclarations de l'industrie du tabac, en 2021, plusieurs marques de cigarettes ont réduit leurs marges en France pour contrer la hausse des taxes destinées à réduire le tabagisme, jusqu'à même parfois finir par proposer un prix plus bas que ce qu'il était avant l'augmentation des taxes. Autre preuve, dans un article d'un magazine de l'industrie du tabac paru en octobre 2021, plusieurs dirigeants expliquent explicitement ne pas avoir l'intention de cesser de vendre des cigarettes[168]. C'est ce que l'on peut lire par exemple dans les deux citations suivantes. La première émane du vice-président de la cinquième plus grande compagnie de tabac au monde, la coréenne KT&G ; la seconde provient du directeur d'une autre

---

[166] OMS, « *WHO Statement on Philip Morris funded Foundation for a Smoke-Free World* », 28 septembre 2017 (www.who.int/news/item/28-09-2017-who-statement-on-philip-morris-funded-foundation-for-a-smoke-free-world).
[167] Kalra, Aditya, Lasseter, Tom, Wilson, Duff, Wilson, Thomas, *et al.*, « *The Philip Morris Files* », Reuters, 2017 (www.reuters.com/investigates/section/pmi/).
[168] Schmid, Thomas, « *Tobacco Executive Survey: The Future of Combustibles* », *Tobacco Asia*, 4 octobre 2021 (www.tobaccoasia.com/features/the-future-of-combustibles/).

entreprise du tabac, KT International – une société bulgare présente dans plus de 50 pays.

> « KT&G poursuit une “stratégie à deux volets”, qui se concentre sur les deux piliers de son portefeuille : les cigarettes conventionnelles et les produits de nouvelle génération. Nous maintenons notre position de leader et notre forte compétitivité sur le marché traditionnel, tout en développant une dynamique de croissance pour le marché futur [c'est-à-dire celui des produits nouvelle génération]. Nous croyons que cette stratégie de l'année dernière nous a aidés à atteindre les ventes annuelles et le bénéfice d'exploitation les plus élevés de l'histoire de notre entreprise, malgré la pandémie mondiale. »
>
> « Nous allons assister à un ralentissement du taux de croissance des non-combustibles [c'est-à-dire la vape]. [En Europe] les produits aromatisés et en capsules ont été largement interdits par la dernière directive sur les produits du tabac. En conséquence, de nombreux utilisateurs traditionnels de combustibles aromatisés ont été contraints de passer à des non-combustibles. La croissance du segment des non-combustibles a été stimulée par la grande variété d'arômes de vapotage disponibles – et, dans certains cas, de produits du tabac chauffé aromatisés. Mais, à mesure que l'environnement réglementaire change pour les non-combustibles en ce qui concerne les arômes, la demande de produits non combustibles est vouée à ralentir. Cependant, à notre avis, cela se produira à un rythme plus modeste que les changements liés à l'accise. »

Ces deux citations sont intéressantes car elles renvoient aux deux pans de la stratégie antivape de l'industrie du tabac. Le premier consiste à faire du lobbying pour limiter la concurrence faite par les produits de la vape. Les actions d'influence auprès des décideurs publics visent à obtenir la même réglementation de la vape que pour les cigarettes et autres produits du tabac combustibles. Tout particulièrement, les industriels du tabac s'efforcent d'obtenir une taxation identique de la vape, voire supérieure à leurs produits (le taux d'accise) – ce à quoi ils sont parvenus en Italie. L'utilité est évidente, le coût inférieur de la vape par rapport à la cigarette encourage à basculer vers cette alternative. L'avantage économique est d'autant plus intéressant que le tabagisme tend désormais à se concentrer parmi les catégories sociales défavorisées. L'autre objectif réglementaire clé des cigarettiers pour contrer la vape, consiste en l'interdiction des arômes. Dans cette démarche, les cigarettiers sont appuyés par les lobbies antitabac et l'OMS qui voient dans les arômes une incitation pour les plus jeunes à vaper, avant de les conduire à fumer. Le fameux soi-disant effet passerelle. De l'autre côté, les défenseurs des arômes considèrent qu'ils sont un facteur de l'efficacité des cigarettes électroniques dans la réduction du tabagisme. Plusieurs recherches scientifiques vont dans ce sens. L'une d'entre elles publiée sur le réseau du *Journal of the American Medical Association* (*JAMA network*), livrait une conclusion tout à fait explicite : « Les adultes qui ont commencé à vapoter des cigarettes électroniques aromatisées autres que goût tabac étaient plus susceptibles d'arrêter de fumer que ceux qui vapotaient des arômes de tabac[169]. » Mais la recherche la plus emblématique est celle qui a été conduite à partir du cas de San Francisco, qui a interdit les arômes en 2018. Une équipe de chercheurs de la Yale School of Public Health

[169] Friedman Abigail S. et Xu SiQing, « *Associations of Flavored e-Cigarette Uptake With Subsequent Smoking Initiation and Cessation* », *JAMA Network Open*, vol. 3, n° 6, 5 juin 2020 (https://jamanetwork.com/journals/jamanetworkopen/fullarticle/2766787).

et publiée dans la revue *JAMA Pediatrics*, le 24 mai 2021[170], a montré qu'à San Francisco, depuis l'interdiction des e-liquides aromatisés, les jeunes fument deux fois plus que ceux situés là où la vape aromatisée est autorisée. Contredisant l'effet passerelle, pour les auteurs de l'étude, il est vrai que les arômes sont la principale motivation des jeunes à commencer à vaper, mais ils sont aussi la raison qui incite les jeunes à ne pas basculer vers le tabac. En somme, comme le rappelait Public Health England*, qui précisait que les preuves disponibles indiquent que les cigarettes électroniques sont utilisées presque exclusivement comme alternatives plus sûres au tabac fumé par des fumeurs confirmés, « si une approche rend les cigarettes électroniques moins accessibles, moins agréables au goût ou acceptables, plus chères, moins conviviales pour le consommateur ou moins efficaces sur le plan pharmacologique, alors elle cause des dommages en perpétuant le tabagisme[171] ». Une étude internationale d'une vingtaine de chercheurs publiée en février 2022, a confirmé qu'une interdiction des arômes tendrait à pousser les vapoteurs vers le tabagisme et que, bien que l'option n'ait pas été incluse dans leur scénario, « il est possible que certains de ces vapoteurs passent plutôt à d'autres produits du tabac ou de la nicotine (par exemple, cigares, TNS*, tabac chauffé ou produits à base de tabac ou de nicotine par voie orale)[172]. Big Pharma profite

---

[170] Friedman Abigail S., « *A Difference-in-Differences Analysis of Youth Smoking and a Ban on Sales of Flavored Tobacco Products in San Francisco, California* », *JAMA Pediatrics*, vol. 175, n° 8, 24 mai 2021, p. 863-865 (https://jamanetwork.com/journals/jamapediatrics/fullarticle/2780248).

[171] Royal College of Physicians, « *Nicotine without Smoke: Tobacco harm reduction* », 28 avril 2016 (www.rcplondon.ac.uk/projects/outputs/nicotine-without-smoke-tobacco-harm-reduction).

[172] Shannon, Gravely, Smith, Danielle M., Liber, Alex C., Cummings Michel K., *et al.*, « *Responses to potential nicotine vaping product flavor restrictions among regular vapers*

de la fin des arômes car, en retirant tout plaisir de consommation, au mieux on réduit l'efficacité de la vape comme substitut tabagique et, au pire, on tend à la rapprocher d'un médicament – qu'elle pourra donc commercialiser. Mais c'est bien Big Tobacco qui profite le plus directement de cette tendance mondiale à l'interdiction des arômes, qu'il s'agisse de velléités (UE, États-Unis, etc.) ou d'une réalité effective (Hongrie, Estonie, Finlande, etc.). D'ailleurs Reuters notait que le cours des compagnies de tabac avait augmenté dès l'annonce par la FDA* de sa volonté d'interdire les e-liquides aromatisés[173]. British American Tobacco (BAT) s'est réjoui dans les médias de ce qu'elle appelait une clarification[174], tout comme elle a pu déclarer sa satisfaction à la suite de l'introduction ailleurs de taxes sur les produits du vapotage[175]. Et de fait, en octobre 2021, alors que la FDA* venait d'interdire la vente de milliers de e-liquides aromatisés, British American Tobacco a été la première major du tabac à recevoir le feu vert de la FDA* pour commercialiser ses produits de vapotage (sous la marque Vuse)[176]. Les traces de l'influence de l'industrie du

---

using non-tobacco flavors: Findings from the 2020 ITC Smoking and Vaping Survey in Canada, England and the United States », *Addictive Behaviors*, vol. 125, février 2022 (https://pubmed.ncbi.nlm.nih.gov/34695685/).

[173] Cavale, Siddharth, « *UK tobacco shares rises on U.S. e-cigarette ban exemptions* », Reuters, 3 janvier 2020 (www.reuters.com/article/us-usa-vaping-bat-idUSKBN1Z20RJ).

[174] « *British American Tobacco welcomes FDA flavor ban; minimal impact seen* », Reuters, 3 janvier 2020 (www.reuters.com/article/usa-vaping-bat-idUSL4N2981AY).

[175] Chin, Emmanuel Santa Maria, « *British American Tobacco lauds govt's move to tax vapes and e-cigs* », *MalayMail*, 30 octobre 2021 (www.malaymail.com/news/malaysia/2021/10/30/british-american-tobacco-lauds-govts-move-to-tax-vapes-and-e-cigs/2017080).

[176] FDA, « *FDA Permits Marketing of E-Cigarette Products, Marking First Authorization of Its Kind by the Agency* », 12 octobre 2021 (www.fda.gov/news-events/press-announcements/fda-permits-marketing-e-cigarette-products-marking-first-authorization-its-kind-agency).

tabac sur ce dossier sont ténues, mais son intérêt est évident et, cette industrie étant encore autorisée à vendre un produit dont elle reconnaît qu'il tue plus que tout autre, ne doutons pas de son savoir-faire en termes d'influence réglementaire.

Les nuisances à la vape portées par l'industrie du tabac passent également par le rachat d'un certain nombre de compagnies de vape par les majors de la cigarette. Là encore, la noblesse des intentions des industriels du tabac est douteuse et semble bien n'être qu'un rideau de fumée. Le groupe Altria (Philip Morris) en a offert le meilleur exemple en entrant massivement au capital de JUUL, qui a défrayé la chronique car cette marque a pulvérisé les records de vente en proposant un produit très chargé en nicotine aux États-Unis, mais aussi techniquement spécialement conçu pour attirer les jeunes, et pour lequel des chercheurs de l'université de Stanford ont démontré que le marketing ciblait spécifiquement les jeunes[177]. JUUL a alors été tenue responsable de l'augmentation massive du vapotage chez les adolescents américains et a donné lieu à un scandale qui a défrayé la chronique, pas seulement aux États-Unis, mais dans le monde entier – que cela soit auprès des médias, des régulateurs ou des associations de lutte contre le tabagisme. Avec la crise Evali*, c'est de loin le moment où la vape a connu sa plus grande couverture. L'industrie du tabac a alors considérablement nui à la réputation de la vape ; peut-être délibérément à des fins stratégiques de décrédibilisation de la vape, peut-être tout simplement en répliquant le *business model*

---

[177] Jackler Robert K., Chau, Cindy, Getachew, Brook D., Whitcomb, Mackenzie M., *et al.*, « *JUUL Advertising Over its First Three Years on the Market* », Stanford Research into the Impact of Tobacco Advertising, École de médecine de l'université de Stanford, 31 janvier 2019 (https://tobacco-img.stanford.edu/wp-content/uploads/2021/07/21231836/JUUL_Marketing_Stanford.pdf).

et les méthodes de marketing non éthiques héritées de son histoire dans la cigarette.

L'industrie du tabac utilise encore au moins une stratégie des plus efficaces. Après avoir, par le passé, déployé une stratégie de pollution scientifique destinée à disséminer des études pour semer la confusion sur les données sur le lien entre cigarette et cancer, cette industrie est passée à une stratégie de pollution technique, en disséminant de nouveaux produits sur le marché et en semant la confusion entre eux et la vape. Ces nouveaux produits sont ceux du tabac chauffé (« *Heated Tobacco Product* », HTP*, ou « *Heat not Burn* », comme les appelle l'industrie du tabac). La plupart des grands du tabac ont aujourd'hui un système de ce type, comme l'IQOS de Philip Morris International, le PLOOM chez Japan Tobacco International ou le GLO pour British American Tobacco. Alors que les appareils de vape chauffent un e-liquide pour produire de la vapeur, ces dispositifs chauffent du tabac à de très hautes températures – à près de 350 °C. Selon les fabricants, le grand avantage de leur produit en termes de santé est qu'il ne repose pas sur la combustion. Cette mise à l'écart de la combustion permettrait de réduire la quantité de produits nocifs dégagés par rapport aux cigarettes combustibles, notamment les monoxydes de carbone et les résidus de goudron. C'est vrai, les produits du tabac chauffé sont moins nocifs que ceux du tabac fumé. Mais le tabac chauffé diminue bien moins les risques que la vape. En 2020, des chercheurs de l'Institut Pasteur publiaient une étude « démontrant que les HTP* pourraient être moins dangereux que la cigarette mais considérablement plus dangereux que les cigarettes électroniques[178] ». En effet, alors que la vape écarte

[178] Dusautoir, Romain, Zarcone, Gianni, Verriele, Marie, Garçon, Guillaume, *et al.*, « *Comparison of the chemical composition of aerosols from heated tobacco products,*

totalement la combustion, le tabac chauffé ne s'en éloigne que partiellement. Les températures de fonctionnement du tabac chauffé impliquent des phénomènes de pyrolyse qui dégradent et modifient les constituants du tabac. Ainsi les utilisateurs des dispositifs de tabac chauffé s'exposent tout de même à du monoxyde de carbone, à des hydrocarbures aromatiques polycycliques (goudron, naphtalène, pyrène…) et à d'autres substances peu recommandables. Globalement, c'est un produit dont on sait encore assez peu de choses. Puisqu'il est plus récent que la vape, peu d'études ont pu être produites dessus. Qui plus est, comme le soulignait une revue de littérature menée par une équipe de scientifiques, toutes les données existantes proviennent des fabricants et, dans tous les cas, début 2022, aucune étude ne montre une efficacité en termes de réduction du tabagisme[179]. Ce qui n'est pas surprenant puisque ces produits ne sont pas conçus dans une logique de sevrage tabagique ; par exemple, à la différence des produits du vapotage, ils ne permettent guère aux utilisateurs d'ajuster le taux de nicotine. Si, à la différence de la vape qui n'émane pas de cette industrie, les produits chauffés ont principalement été développés par les grandes compagnies de tabac, c'est bien parce qu'ils correspondent à leur philosophie économique et qu'ils sont plus conçus comme une diversification de leur produit phare que comme une alternative

---

electronic cigarettes and tobacco cigarettes and their toxic impacts on the human bronchial epithelial BEAS-2B cells », *Journal of Hazardous Materials*, vol. 401, 5 janvier 2021 (https://pubmed.ncbi.nlm.nih.gov/32763707/).

[179] Tattan-Birch, Harry, Hartmann-Boyce, Jamie, Kock, Loran, Simonavicius, Erikas, *et al.*, « *Heated tobacco products for smoking cessation and reducing smoking prevalence* », *Cochrane Database of Systematic Reviews*, vol. 1, n° 1, 6 janvier 2022 (https://pubmed.ncbi.nlm.nih.gov/34988969/).

à celui-ci[180]. Ce que Philip Morris a reconnu, en présentant l'IQOS comme « un produit qui s'inscrit dans une troisième démarche de réduction des risques aux côtés de la prévention et de la cessation[181] ». Finalement, pour le comprendre, il suffit de décortiquer le sigle puisque IQOS signifie : « *I Quit Ordinary Smoking.* »

La confusion avec la vape est entretenue par le marketing, bien aidé par la ressemblance physique entre les deux produits. Morphologiquement, les produits de tabac chauffé ressemblent à s'y méprendre aux cigarettes électroniques. La confusion est aussi alimentée par l'utilisation de termes englobants, comme celui de « produits de nouvelle génération » ou par des termes approchants, comme celui de « *reduced risks* ». Philip Morris a été condamnée pour le recours à cet argument, en France[182]. En revanche, alors que la FDA* américaine a interdit la vente de plus d'un million de e-liquides en 2021, sous prétexte que les entreprises concernées n'ont pas démontré que les avantages des produits aromatisés pour la santé publique l'emportent sur les risques, l'année précédente, les fabricants de produits de tabac chauffé ont obtenu le droit de présenter leurs produits comme étant « *reduced risks* » dans leur démarche marketing[183]. Paradoxalement, parce qu'ils sont régis par les règles

---

[180] Tattan-Birch, Harry, Brown, Jamie et Hartmann-Boyce, Jamie, « *Heated tobacco: a new review looks at the risks and benefits* », *The Conversation*, 6 janvier 2022 (https://theconversation.com/heated-tobacco-a-new-review-looks-at-the-risks-and-benefits-173110).

[181] « Le cigarettier Philip Morris jugé pour publicité déguisée à cause de son produit Iqos », *Le Parisien*, 23 septembre 2021 (www.leparisien.fr/economie/le-cigarettier-philip-morris-juge-pour-publicite-deguisee-a-cause-de-son-produit-iqos-23-09-2021-G4X4QKJUPFCGRAZD3UPVZASDVY.php).

[182] *Ibid.*

[183] FDA, « *FDA Authorizes Marketing of IQOS Tobacco Heating System with 'Reduced Exposure' Information* », 7 juillet 2020 (www.fda.gov/news-events/press-announcements/fda-authorizes-marketing-iqos-tobacco-heating-system-reduced-exposure-information).

s'appliquant aux cigarettes, les produits du tabac chauffé ont pu bénéficier d'une procédure de la FDA* qui permet de valoriser des produits moins nocifs que les cigarettes. L'effet est désastreux parce que le terme « *reduced risks* » peut être confondu avec celui de « *risk reduction* », alors que le premier signifie seulement que le produit est moins dangereux que les produits combustibles, cependant que le second renvoie à une approche globale de santé publique qui inclut le fait qu'un produit contribue à sortir du tabagisme.

Au final, l'efficacité du lobbying antivape de l'industrie du tabac repose donc sur sa capacité à troubler les débats, en jouant double jeu. En valorisant globalement la vape dans ses discours et via des think tanks et fondations comme Smoke-Free World et en prenant des participations dans ce secteur, l'industrie du tabac donne l'impression d'être un acteur majeur de la vape. Pour conforter cette impression, en France, après s'être vu refuser l'entrée à la Fivape*, elle s'est attachée à créer sa propre fédération, France Vapotage, dont la trésorière travaille pour l'une des marques d'Imperial Brands et le secrétaire pour l'une de celles de British American Tobacco. Imperial Brands et British American Tobacco sont respectivement les quatrième et deuxième plus gros fabricants de cigarettes au monde. L'intitulé « France Vapotage » est classiquement construit (territoire + secteur) pour prétendre à une fausse représentativité et pouvoir s'établir comme référence clé pour les interlocuteurs politiques et médiatiques peu avertis. Mais, dans le même temps, cette industrie continue de vendre des cigarettes et de protéger ce marché ; elle développe des produits apparentés à la vape, mais aux propriétés beaucoup plus contestables et elle déploie des techniques de marketing peu reluisantes pour ses cigarettes, ses produits chauffés et ses produits du vapotage. Le syllogisme suivant s'établit alors facilement dans les esprits les moins informés, les plus naïfs ou les plus stratégiquement intéressés à un tel raccourci : l'industrie du tabac est provape ; l'industrie du tabac continue de mentir et d'être prête à tout ; donc les provapes sont des menteurs prêts à tout. De fait, certaines associations de lutte contre le tabagisme ne manquent pas d'opérer cette lecture. Tel le CNCT* qui écrit dans la page d'accueil de son site internet, consacrée à la cigarette électronique, « l'industrie du tabac, à travers des investissements massifs, cherche à prendre le contrôle de ce marché relativement récent, et déploie des stratégies marketing de grande ampleur visant à cibler les jeunes générations, et à initier ces dernières à la consommation, et donc à perpétuer l'addiction nicotinique, clef de voûte de la survie économique des cigarettiers[184] ». Au fond, la vape n'est qu'une énième victime de Big Tobacco et Big Pharma qui ne font que redéployer contre la vape leurs techniques classiques d'influence que Stéphane Horel et Gérard Dubois ont respectivement mises à jour dans *Les Médicamenteurs* et *Le Rideau de fumée*... Ce qui ne les a pas empêchés de tomber dans le piège, tout comme certains médias.

---

[184] CNCT, « Cigarettes électroniques : quels risques ? » (https://cnct.fr/topic/cigarettes-electroniques-quels-risques/).

CHAPITRE 4

LES MEDIAS, CAISSE DE RESONANCE ANTIVAPE

Souvent, en toute inconscience, les journalistes écrivent, disent et mettent en image un propos qui s'impose à eux, et qu'ils contribuent à imposer à leur tour. Le journaliste « est lui-même victime d'un conditionnement qui formate son propre discours et permet, par sa bouche, la diffusion d'un corpus doctrinal homogène auquel on échappe difficilement. En effet, la propagation médiatique d'une idée lui confère une force de frappe écrasante[185] ». À travers les thèmes qu'il choisit de traiter et les mots qu'il emploie, le journaliste fabrique l'opinion autorisée.

La plupart des journalistes qui abordent le sujet de la vape le font avec professionnalisme et intégrité. Ils n'adoptent pas une posture militante et s'efforcent de donner la parole à l'ensemble des acteurs – ceux qui sont favorables comme ceux qui sont sceptiques. Malheureusement, cela ne suffit pas à rationaliser et à apaiser la perception de la vape dans l'opinion publique car les médias fonctionnent comme une caisse de résonance biaisée qui relaie essentiellement les postures des

---

[185] Riocreux, Ingrid, *La Langue des médias : Destruction du langage et fabrication du consentement*, L'Artilleur, 2016.

antivapes. D'une part, ce sont systématiquement les cadrages négatifs qui occupent le haut du pavé dans les médias. Ils sont plus relayés et mieux mis en valeur que les lectures de la vape plus prudentes, voire positives, car ils sont d'une bien plus grande utilité dans le champ hyperconcurrentiel des médias. D'autre part, de nombreuses études de psychologie ont montré que le mal est plus puissant que le bien[186]. Non seulement, individuellement et collectivement, nous accordons beaucoup plus d'attention aux mauvaises nouvelles et aux événements déplaisants qu'à ceux qui sont positifs mais, en outre, les mauvaises impressions et les stéréotypes négatifs sont beaucoup plus résistants à la réfutation. Guidés par des logiques professionnelles qui les dépassent et qu'ils nient, les journalistes contribuent à propager un sentiment antivape à la manière de « manipulateurs innocents », pour reprendre l'expression d'Ingrid Riocreux la spécialiste de stylistique et grammaire rhétorique.

4.1. La rentabilite mediatique de la vape

Avant tout, l'impact des médias sur la perception et la régulation de la vape est lié au traitement quantitatif de ce sujet. Si les médias parlaient peu de la vape, leur rôle serait mineur. Or, la vape bénéficie d'une grande visibilité car elle peut être aisément cadrée sous plusieurs angles médiatiquement rentables.

[186] Baumeister, Roy F., Bratslavsky, Ellen, Finkenauer, Catrin et Vohs, K. de, « *Bad is stronger than good* », *Review of General Psychology,* vol. 5, n° 4, décembre 2001, p. 323-370 (www.researchgate.net/publication/46608952_Bad_Is_Stronger_than_Good).

LA VAPE COMME ENJEU DE SANTE

La visibilité de la vape est d'abord due au fait qu'elle est un sujet de santé ; du moins est-elle cadrée comme telle. La santé est en effet devenue médiatique depuis les années 1980. Que ce soit dans les magazines, dans la presse régionale, dans la presse nationale ou à la télévision, dans tous ces médias généralistes (il s'agit du *Monde*, *Télé 7 jours*, *L'Est républicain*, etc.), toutes les études ont montré que l'actualité de la santé attire énormément, au point d'être parfois la rubrique la plus lue. Cause et conséquence, la santé est désormais « grand public » : elle est devenue un produit d'appel, elle fait vendre, notamment parce qu'elle est aisée à cadrer sous les formes de la controverse et du scandale. Cause et conséquence encore, la santé n'est plus l'apanage d'une poignée de journalistes spécialisés en lien direct avec les autorités médicales ; elle est désormais soumise aux lois ordinaires de la production de l'information. En France, l'affaire du sang contaminé a fait basculer la santé d'un champ d'information spécialisé à un champ d'information grand public, en faisant le lien entre la santé, l'économie et la politique. « Les modes de traitement ont été profondément bouleversés », comme le montre le sociologue de la communication David Marchetti[187]. Le traitement des questions de santé s'est démédicalisé et s'est ainsi banalisé, les reporters généralistes, les éditorialistes politiques, voire les animateurs signent désormais des reportages et des articles qui ont trait à des questions de santé alors qu'auparavant, celle-ci était réservée à un groupe très restreint de journalistes médicaux spécialisés. Cette dépossession a conduit un traitement de la santé à partir des

---

[187] Marchetti, Dominique, *Quand la santé devient médiatique : Les logiques de production de l'information dans la presse*, Presses universitaires de Grenoble, 2010.

mêmes codes que les autres sujets, où priment la nouveauté de l'information et sa capacité à attirer l'attention plutôt que la finesse de l'analyse. Le bon journaliste n'est plus le spécialiste, celui qui a une connaissance du sujet, mais celui qui maîtrise les techniques journalistiques spécifiques et qui est capable, tel un bon commercial, de vendre de l'information. Avec l'explosion du nombre de médias, l'arrivée des chaînes d'information en continu et des réseaux sociaux, les logiques commerciales se sont encore plus imposées. Si bien que les faits deviennent presque anecdotiques ; ils sont mis à distance, explique le sociologue. Ce qui importe avant tout, c'est d'être le plus réactif, le premier à communiquer, quitte à raconter n'importe quoi. Et la pandémie du coronavirus en a été la parfaite illustration. Cette logique est exacerbée par la concurrence qui touche les rédactions elles-mêmes au sein d'un même média : puisque le travail journalistique n'est plus divisé et que chacun peut plus ou moins parler de tout, chacun est en concurrence avec chacun et chacun est donc poussé à produire de l'information « médiatique ». Il subsiste des journalistes médicaux, rares, mais ils subissent ces mêmes pressions du champ médiatique. S'ils ne veulent pas être totalement dépossédés de leur sujet, ils doivent obéir aux principaux codes de cette industrie des médias hyperconcurrentielle. Ajoutons que la source d'information principale des médias étant les médias eux-mêmes, les erreurs factuelles ou d'interprétation peuvent être rapidement reprises ailleurs et devenir des vérités indiscutables, surtout lorsque les journalistes qui prennent la parole ne sont pas des journalistes médicaux. Les journalistes plus généralistes ou les chroniqueurs sont effectivement les plus susceptibles de fonctionner en circuit fermé puisqu'ils ne sont pas capables de décrypter la complexité technique des sujets. Ils ne connaissent souvent une affaire qu'à travers ce qu'en ont dit ceux qui parlent le même langage qu'eux (c'est-à-dire leurs confrères journalistes non spécialistes), ou à travers ce qu'en ont dit des activistes et professionnels de relations publiques qui savent imiter ces codes et présenter l'information de manière à la rendre médiatiquement exploitable et rentable.

La vape, petite sœur d'un tueur en serie

Ne serait-ce donc que parce qu'elle peut avoir trait à la santé, la vape (en fait, la « cigarette électronique », puisque c'est ainsi que l'essentiel des médias l'appellent) est donc un sujet médiatiquement rentable (« *newsworthy* », comme on dit en anglais). Mais la vape doit aussi sa visibilité au fait de pouvoir être associée au tabac. Avec les révélations sur les méthodes de lobbying et les mensonges de l'industrie du tabac, puis les procès retentissants à partir de la fin des années 1990 et le Master Settlement Agreement aux États-Unis (cf. chapitre 5), le tabac a acquis une visibilité exceptionnelle. De 2001 à 2003, aux États-Unis, on pouvait ainsi s'attendre à trouver un article sur le tabac tous les quatre jours dans les 100 journaux les plus distribués[188]. Dans la foulée, de nombreux livres ont été publiés sur les malversations de l'industrie du tabac, aux États-Unis comme en France, continuant d'abreuver l'espace public. L'attention n'est guère plus sporadique aujourd'hui : le tabac fait toujours très régulièrement l'objet d'« enquêtes » journalistiques – juste retour des années où l'industrie du tabac

---

[188] Clegg-Smith, Katherine, Wakefield, Melanie A. et Edsall, Elizabeth, « *The good news about smoking: How do U.S. Newspapers cover tobacco issues* », *Journal of Public Health Policy*, vol. 27, n° 2, juillet 2006, p. 166-181 (https://pubmed.ncbi.nlm.nih.gov/16961195/).

manipulait allégrement les journalistes. Le tabac a acquis un statut particulier : celui du scandale par essence. Tout ce qui touche au tabac est soupçonné de cacher la vérité, de poursuivre des objectifs malsains, d'agir contre l'intérêt public. Le tabac est devenu un marronnier des journalistes sensationnalistes. Le jour même où nous écrivions ces lignes, *Le Monde* publiait sur son site internet un énième article sur le tabac. Le titre à lui seul est significatif des ressorts sur lesquels jouent les journalistes lorsqu'il est question de tabac : « La guerre secrète de Philip Morris contre l'OMS et les experts de la lutte antitabac[189]. » « Guerre » et « secret » sont des termes qui ne sollicitent pas la raison ; ils suscitent l'émotion en jouant sur les craintes et sur les angoisses face à l'inconnu, au même titre que « lobbying », « scandale », « enquête », « escroquerie » ou « révélations » qui sont des termes récurrents sur le sujet. Souvent excessifs, parfois absolument inadaptés à la réalité du propos tenu, ces termes ne visent pas à informer mais à gagner l'attention, en jouant sur l'affect ; ce qui est nettement facilité par le passif de l'industrie du tabac faisant d'elle un coupable et un objet de mystères a priori. Après tout, il n'y a là rien de surprenant : le genre littéraire le plus lu en France n'est-il pas le roman policier ou d'espionnage ? Se faire peur est source de distraction et distraire est source de revenus. Combien de livres et d'articles publiés sur les secrets de l'industrie du tabac ? Sur « les méthodes secrètes de l'industrie du tabac[190] » ou « les secrets inavouables de l'industrie du tabac »[191], ou encore, pour

[189] Article signé Stéphane Horel, le 14 avril 2021 (www.lemonde.fr/planete/article/2021/04/14/un-avenir-sans-fumee-la-guerre-secrete-de-philip-morris-contre-l-oms_6076704_3244.html).

[190] Dubois, Gérard, *Le Rideau de fumée, op. cit.*

[191] Vandemergel, Xavier, *La Cigarette qui valait des milliards : Les secrets inavouables de l'industrie du* tabac, L'Arbre, 2011.

reprendre la quatrième de couverture d'un autre ouvrage, d'« enquête qui vous révèle les dessous de cette industrie, ses manipulations[192] ».

Bien sûr, l'industrie du tabac est coupable : elle tue et a menti ; il ne s'agit pas pour nous de le contester, mais simplement de rappeler que, bien que la cigarette et la cigarette électronique soient deux produits radicalement différents et que l'un puisse être considéré comme un substitut positif à l'autre qui est nocif, la vape est systématiquement associée à la cigarette, au point d'être presque des termes interchangeables. À vrai dire, le glissement s'opère de plusieurs manières : du tabac vers la cigarette, du tabac vers la vape, et de la cigarette vers la vape. Nous-mêmes, dans cet ouvrage, nous sommes tombés un nombre incalculable de fois dans ce piège qui consiste à associer de manière totalement équivalente tabac et cigarette, alors qu'en réalité, faut-il le rappeler, ce n'est pas le tabac qui tue mais la cigarette et même plutôt les composants chimiques qu'elle dégage. Or, dans le langage courant, y compris journalistique, tabac et cigarette sont devenus largement synonymes. Par exemple, l'article du *Canard enchaîné* que nous citions précédemment opère un tel glissement, d'abord par association des termes, puis par substitution pure et simple. Ainsi, en début d'article on trouve : « Tous les grands patrons de l'industrie du tabac sont présents, minés par la dernière découverte de la science : il existe un lien entre la cigarette et le cancer du poumon. » ; ou : « Pour affadir les preuves de la dangerosité du tabac, des milliards d'études, d'articles, d'expériences scientifiques ont été financés par les grands patrons de la cigarette » ; avant, plus loin, d'en arriver au

---

[192] Boisserie, Pierre et Brangier, Stéphane, *Cigarettes : Le dossier sans filtre*, Dargaud, 2019.

raccourci suivant : « Détourner les soupçons en multipliant les suspects, c'est le but de cette mascarade. Affirmer, par une multitude d'études, incomplètes ou falsifiées, que le tabac n'est qu'un élément – mineur – de toute une combinaison de facteurs de risque. Une escroquerie qui mettra des dizaines d'années à être démasquée[193]. » Parce que la vape peut servir à la diffusion de la nicotine issue de la plante de tabac, parce qu'elle s'est maladroitement appelée « cigarette électronique » à son origine, parce que les industriels de la cigarette alimentent délibérément la confusion (cf. chapitre 3), mais aussi et paradoxalement parce qu'elle peut être utilisée comme un substitut à la cigarette, il est extrêmement facile, et pratique, d'établir un raccourci explicite ou par association d'idées pour dire que la vape fait partie de l'industrie du tabac, avec toutes les suspicions que cela engendre et toute la rentabilité médiatique que cela procure.

LA VAPE, VECTEUR DE NOUVEAUTE ET DE CONTROVERSE

La « nouveauté » de la vape constitue une manne pour les médias. D'abord, pour faire un parallèle avec les genres littéraires, la relative nouveauté de la vape permet de renouveler le « genre tabac ». Ensuite, et surtout, elle est mise en avant par les antivapes pour nourrir l'idée d'incertitude. D'ailleurs, en 2015, une équipe de chercheurs de l'université d'État de l'Ohio mêlant spécialistes de santé publique et de la communication, relevait que plus de 50 % des articles de la presse américaine qui abordaient le sujet de la vape, faisaient référence au besoin de plus de connaissances concernant les effets de la cigarette

[193] Chalandon, Sorj, « Sciences Frictions », *Le Canard enchaîné*, 17 février 2021.

électronique[194]. L'efficacité des stratégies de création du doute déployées par les antivapes (cf. chapitre 1), permet d'alimenter les désaccords, les rebondissements, les nouveautés, les débats, la controverse, sans jamais lasser son audience. Les articles posent même souvent les jalons des futurs articles : « À suivre... » pourrait être inséré dans bon nombre de reportages consacrés à la vape. La vape devient une rente.

Cette rente est d'autant plus profitable pour les médias que la vape peut être aisément cadrée sous l'angle du risque. La controverse sur la vape n'est pas comparable à celle relevant des choix d'un modèle énergétique ou d'un mode de transport ; la controverse qui affecte la vape est affaire de danger. Or, la peur fait vendre. De fait, les médias discutent beaucoup plus fréquemment du risque potentiel de la vape que de ses bénéfices. En 2018, une équipe de chercheurs menée par Olivia Wackowski du département de Santé publique de l'université de Columbia, publiait une enquête sur la couverture de la vape dans les médias américains[195]. Les résultats étaient édifiants. Les auteurs commençaient par rappeler que, sur la période étudiée, il n'existait pas de consensus quant à l'impact global de la vape en matière de santé publique. Selon eux, l'absence de consensus aurait dû conduire à un traitement médiatique à peu près neutre de la part des médias, les informations rassurantes équilibrant les informations inquiétantes. Or, leurs résultats n'allaient pas du tout dans ce sens. Ils montraient en effet que 80 % des

---

[194] Yates K., Friedman K, Slater M.D. *et al.*, « *A Content Analysis of Electronic Cigarette Portrayal in Newspapers* », *Tobacco Regulatory Science*, vol. 1, n° 1, avril 2015, p. 94-102 (https://pubmed.ncbi.nlm.nih.gov/26229974/).

[195] Wackowski, Olivia A., Giovenco, Daniel P., Singh, Binu, Lewis, Jane M., *et al.*, « *Content Analysis of US News Stories About E-Cigarettes in 2015* », *Nicotine & Tobacco Research*, vol. 20, n° 8, juillet 2018, p. 1015-1019 (https://pubmed.ncbi.nlm.nih.gov/29065205/).

articles abordaient au moins un risque ou une préoccupation liée à la vape, alors que seulement 45,4 % d'entre eux citaient un bénéfice potentiel. Et alors que 86 % de ces articles qui évoquaient un potentiel bénéfice mentionnaient également un risque, seulement 49 % des articles qui évoquaient un risque mentionnaient également un potentiel bénéfice.

Le cadrage de la vape, opéré par les organisations de santé publique (cf. chapitre 2) comme un danger spécifique pour les jeunes, est aussi un atout en termes de rentabilité médiatique. La vape suscite en effet quelque chose de l'ordre de la « panique morale », pour reprendre le langage des sociologues. De fait, elle est présentée comme une déviance qui met en péril la société, car elle s'attaquerait à de nombreuses victimes innocentes et menacerait la vitalité même du socle de la société c'est-à-dire les jeunes. Les phénomènes qui correspondent à des paniques morales ont aussi pour caractéristique (parce qu'elles suscitent l'angoisse) d'être l'objet d'une intense médiatisation qui dépasse largement l'ampleur du phénomène dans la société. La médiatisation alimente la médiatisation en faisant penser qu'il s'agit d'un phénomène très partagé et capital pour la société. On peut à cet égard faire référence à une intéressante étude publiée en 2020 et portant sur le traitement médiatique de la vape aux États-Unis, sur la période 2015-2018[196]. D'abord, on constate que la vape continue d'être un sujet d'intérêt pour les médias : quantitativement, la couverture médiatique a même augmenté de 75 % entre 2015 et 2018. Entre janvier 2015 et décembre 2018, c'est entre 20 et

---

[196] Wackowski, Olivia A., Sontag, Jennah M., Singh, Binu, King, Jessica, *et al.*, « *From the Deeming Rule to JUUL – US News Coverage of Electronic Cigarettes, 2015-2018* », *Nicotine & Tobacco Research*, vol. 22, n° 10, octobre 2020, p. 1816-1822 (https://pubmed.ncbi.nlm.nih.gov/32053188/).

50 références par jour qui sont faites à la e-cigarette dans les principaux médias américains. Ensuite, sur la période, l'usage de la vape par les jeunes est mentionné dans 43,2 % des cas avec, par moments, des pics bien plus élevés. Le contraste est saisissant avec la mention du recours à la vape par les adultes. Ceux-ci ne sont mentionnés que dans 10,4 % des cas – un pourcentage stable sur la période étudiée. Un autre point éclaire particulièrement le cadrage médiatique de la vape : le rapport commissionné par la FDA* aux Académies nationales des sciences, de l'ingénierie et de la médecine (Nasem) sur les conséquences de la e-cigarette en matière de santé publique, rendu en janvier 2018[197] (pourtant basé sur plus de 800 études et a été à peu près trois fois moins relayé que le rapport, moins complet, en 2016 du Surgeon General of the United States consacré à l'utilisation de la e-cigarette chez les jeunes et les jeunes adultes[198]. On pourrait considérer que ce déséquilibre s'explique en grande partie par le fait que la période étudiée correspond à une augmentation de la prévalence du vapotage chez les jeunes américains liée en grande partie à l'arrivée de JUUL sur le marché. Ceci dit, on retrouve des résultats quasiment identiques dans les travaux qui ont porté sur des périodes précédant la création de JUUL, en 2017. Dans l'étude citée plus haut de l'équipe menée par Olivia Wackowski qui s'intéressait à l'année 2015, les chiffres étaient à peu près identiques : la prévalence de la vape chez les jeunes était

---

[197] Nasem, *Public Health Consequences of E-Cigarettes*, The National Academies Press, 2018 (www.nap.edu/catalog/24952/public-health-consequences-of-e-cigarettes).

[198] CDC, « *2016 Surgeon General's Report: E-Cigarette Use Among Youth and Young Adults* » (www.cdc.gov/tobacco/data_statistics/sgr/e-cigarettes/index.htm).

mentionnée dans 45,4 % des cas et celle chez les adultes dans seulement 10,5 % des cas[199].

Ces mêmes auteurs regrettaient que la couverture médiatique « qui se focalise uniquement sur les risques sans les contextualiser en rapport au risque relatif aux cigarettes ou sans discuter leur bénéfice en termes de réduction des risques, puisse contribuer à une mauvaise perception à propos des risques de ces produits [et à] augmenter la perception selon laquelle les cigarettes électroniques sont aussi dangereuses que les cigarettes classiques ». C'est effectivement regrettable mais c'est explicable puisque toutes les logiques de la rentabilité médiatique incitent à privilégier un traitement négatif de la vape et à relayer les discours des antivapes.

4.2. LA FALSIFICATION MEDIATIQUE DE LA REALITE

Les années 1980-1990 ont connu un bouleversement de « l'information médicale ». Elle a en fait peu ou prou disparu au profit de « l'information en santé ». Ce basculement se traduit de plusieurs manières, dont le rejet de la complexité et de la subtilité. Ce qui rend un phénomène médiatisable, c'est sa simplicité : « Kisss », comme disent les communicants ; « *Keep it Short, Simple and Stupid* ». Mais, surtout, ce qui garantit le succès médiatique d'une information, c'est son potentiel de théâtralité. Il faut des gentils et des méchants, des victimes et des coupables, une intrigue reposant sur des comportements secrets, du suspense et des rebondissements, des morts, de

199 Wackowski, Olivia A., Giovenco, Daniel P., Singh, Binu, Lewis, Jane M., *et al.*, « *Content Analysis of US News Stories About E-Cigarettes in 2015* », *Nicotine & Tobacco Research*, *op. cit.*

l'angoisse. Les logiques de fonctionnement du champ médiatique et l'hyperconcurrence qui y règne poussent les journalistes à jouer la carte du sensationnalisme à travers la sélection d'images, de mots et de faits à forte portée émotionnelle. La vape subit de plein fouet ces logiques de cadrage sensationnalistes, à son détriment. Guidées par la volonté de créer de l'émotion, les informations relèvent souvent de la désinformation, voire de la falsification.

LES TECHNIQUES MEDIATIQUES DE DRAMATISATION

Les médias présentent souvent la vape à partir de prétéritions. Une prétérition est une figure de style qui consiste à annoncer ne pas vouloir dire quelque chose pour le dire tout de même (« Je ne te raconte pas ce qu'a fait Elise ! »). Une prétérition peut avoir plusieurs usages, comme attirer l'attention ou exprimer l'ironie, mais surtout elle permet à la fois à son auteur de paraître émettre une opinion subtile et prudente, et de se dédouaner du propos et de ses conséquences. Pour ce qui concerne la vape, ces tournures permettent aux journalistes de paraître conserver un propos objectif, factuel et raisonnable, alors que les techniques d'habillage de leurs propos font passer un message subjectif, affabulatoire et hystérique – un jugement de valeur. À leur décharge, les journalistes eux-mêmes sont souvent inconscients de la déformation de la réalité qu'ils produisent par effet de suggestion, en parlant avec « la langue des médias. »[200] C'est pourquoi nous ne doutons pas de la bonne foi de Gérald Kierzek dont nous allons décortiquer l'une des chroniques pour mieux comprendre ce procédé médiatique

[200] Riocreux, Ingrid, *La Langue des médias*, *op. cit.*

et ses effets antivapes. Cette chronique, entièrement reproduite ci-dessous, a été diffusée dans l'émission « Audrey & Co », sur la chaîne LCI, le 26 août 2019. Pendant toute sa durée, apparaît le titre : « Vapotage : un réel danger pour la santé ? ».

> – Audrey Crespo-Mara : « On va passer à la cigarette électronique, mon cher Gérald. Serait-elle à l'origine de la mort d'une personne et d'une nouvelle maladie pulmonaire ? »
>
> – Gérald Kierzek : [ton anxieux] « Avec des images. Alors, c'est surtout aux États-Unis pour l'instant, avec des images qu'on va vous montrer et qui tournent un peu en boucle et qui jettent un peu le discrédit ou l'opprobre sur cette cigarette électronique. On va voir ces images qui sont quand même assez impressionnantes [images d'une personne intubée à l'hôpital prise de spasmes]. Vous voyez avec ce jeune homme qui est manifestement en détresse respiratoire et il y a plus de 150 cas aux États-Unis de…, plutôt de jeunes personnes… Vous voyez, il est intubé et ventilé, c'est-à-dire qu'il est en réanimation et un patient serait décédé. Enfin, il est décédé, mais il serait décédé en rapport peut-être avec la cigarette électronique et il faut bien mettre le conditionnel parce qu'il y a absolument aucune preuve pour l'instant, sauf que les autorités sanitaires, aussi bien la Food and Drug Administration qui est l'autorité sanitaire, lancent un appel à la vigilance et surtout un appel aux gens qui utilisent la vapoteuse en disant : "Si vous avez des effets secondaires, signalez-les, faites-les remonter à votre médecin." Et puis, pour les professionnels de santé, là aussi, une alerte sanitaire avec plus de 153 personnes depuis le mois de juin, hein, depuis le 28 juin. Donc on est quand même sur des chiffres qui commencent à monter. »
>
> – Franz-Olivier Giesbert : « On connaît des personnes, docteur, qui vapotent absolument tout le temps, c'est ça, hein ? »
>
> – Gérald Kierzek : « Alors, et c'est ça le danger, j'allais dire en termes de communication aussi ; c'est-

à-dire que si vraiment il y a un danger, il faut qu'il soit mis en évidence pour qu'on puisse prévenir, vu le nombre de vapoteurs ou de vapoteuses ; mais s'il n'y a pas de danger, il ne faut pas paniquer non plus les gens parce que là, quand on voit ces images-là et qu'on fait le lien avec la cigarette électronique, on se dit : "J'ai pas envie d'utiliser quelque chose qui risque de me conduire à l'hôpital." Alors, pour l'instant, il faut prendre avec des pincettes parce que le dénominateur commun, c'est la cigarette électronique, mais l'autre dénominateur commun c'est les saloperies que les gens mettent dans la cigarette électronique et en particulier des huiles à base de cannabis qui seraient des huiles non autorisées, frelatées, qui sont utilisées manifestement par ces 150 personnes qui utilisent en fait la vapoteuse comme un vecteur pour utiliser des produits qui seraient, eux, ces produits qui seraient toxiques pour le poumon. C'est un peu, si on veut, l'analogie avec le moustique et le paludisme : le moustique, il est pas responsable du paludisme, c'est juste le vecteur de cette maladie infectieuse ; donc là, on sait pas si c'est la toxicité à l'intérieur des produits frelatés, si c'est peut-être une contamination par exemple avec une bactérie ou avec un virus nouveau. La maladie, elle, n'a pas de nom ; elle est assez nouvelle, elle est plutôt respiratoire, donc c'est plutôt une vigilance. Mais, en tout cas, il est pas question d'incriminer et surtout d'affoler, pas de panique sur les vapoteuses. »

– Thierry Moreau : « On saura dans combien de temps ? »

– Gérald Kierzek : « Là, actuellement, les investigations vont très vite parce que, vu le nombre de gens qui sont en train de vapoter, le CDC et les épidémiologistes sont en train de mener l'enquête très très vite. Donc pas de panique pour l'instant [ton plus calme] et ça fait partie encore d'une stratégie de sevrage et surtout la cigarette électronique, c'est moins nocif que la cigarette et ça, il faut le rappeler et allez voir sur ce site Tabac Info Service pour ceux qui, dans les bonnes résolutions de rentrée, ont décidé d'arrêter de fumer. Mais, Franz, je suis d'accord avec vous ;

> l'idée, c'est : on fume, ensuite on passe par la cigarette électronique et ensuite on n'a rien du tout, ni cigarette électronique, ni cigarette tout court. »
> – Franz-Olivier Giesbert : « Mais il y a de plus en plus de personnes qui vapotent du matin au soir. »
> – Gérald Kierzek : « Ouais et puis il faut pas que ce soit un mode d'entrée non plus dans le tabac, c'est-à-dire que c'est une solution de transition. »

Pour analyser cette chronique, commençons par relever une série de formules qui, prises individuellement, donnent l'impression d'un propos objectif et subtil : « il faut bien mettre le conditionnel parce qu'il y a aucune preuve pour l'instant » ; « s'il n'y a pas de danger, il ne faut pas paniquer non plus » ; « il faut prendre avec des pincettes » ; « il est pas question d'incriminer et surtout d'affoler, pas de panique sur les vapoteuses » ; « pas de panique ». Bien que nombreuses, ces formules peuvent être qualifiées de précautions oratoires, une technique rhétorique qui vise à ménager les réactions hostiles pour mieux pouvoir faire passer un message qui les justifie. En effet, tout le reste de la chronique, sur le fond et sur la forme, contredit ces formules et distille un message antivape. D'abord, bien que le chroniqueur prenne le soin de préciser que le dénominateur commun des événements qu'il rapporte sont « les saloperies que les gens mettent dans la cigarette électronique » et que la vapoteuse n'est qu'un « vecteur », l'essentiel de la chronique ne fait pas de distinction en le vapotage et les événements. À plusieurs reprises, il est laissé à penser que ce sont les vapoteurs qui sont en danger, tous les vapoteurs : « les gens qui utilisent la vapoteuse », « là, actuellement, les investigations vont très vite parce que, vu le nombre de gens qui sont en train de vapoter » ou encore « pour qu'on puisse prévenir, vu le nombre de vapoteurs et de vapoteuses ». L'effet est amplifié par certaines illustrations qui montrent des vapoteurs lambda. Ce faisant, la chronique diffuse insidieusement l'idée que c'est la vape en général qui est un risque. Peut-être le chroniqueur entend-il tout simplement éviter les répétitions ou raccourcir les termes, mais l'effet est là. En utilisant « la vape » comme hyperonyme, c'est-à-dire comme catégorie générale, il associe les faits décrits à l'ensemble de la pratique. L'effet est d'autant plus puissant qu'il est répété par le titre affiché en permanence pendant la chronique : « Vapotage : un réel danger pour la santé ? » – lequel, par définition, en tant que titre, souligne un fait. La chronique qui prétend ne pas vouloir établir de généralités produit donc l'effet exactement inverse.

De même, la chronique déploie des techniques de dramatisation alors qu'elle prétend lutter contre la panique et proposer une lecture prudente et raisonnée des faits. Par exemple, quand la chronique se veut prudente (« il y a absolument aucune preuve pour l'instant ») elle s'empresse d'annuler l'affirmation (« sauf que les autorités sanitaires [lancent] un appel à la vigilance et surtout un appel aux gens qui utilisent la vapoteuse »). Mais la technique principale de dramatisation dans cette chronique réside dans l'habillage. Ce n'est pas anodin car, à la télévision, c'est un messager bien plus puissant que les mots. Ce que les journalistes appellent « l'habillage » renvoie aux illustrations visuelles de l'information donnée. L'incrustation d'un titre relève de l'habillage. Dans un média, un titre doit attirer le maximum de personnes, le maximum de lecteurs, d'auditeurs, de téléspectateurs. Une manière d'y parvenir est de jouer sur l'empathie. Susciter l'empathie, c'est faire en sorte qu'un maximum de gens se sentent concernés directement (parce qu'ils partagent l'âge, la pratique, le lieu de vie, etc., du sujet en question) ou indirectement (parce qu'ils connaissent quelqu'un qui correspond aux caractéristiques du sujet). Dans cette logique médiatique, il vaut donc évidemment mieux intituler la chronique : « Vapotage : un réel danger pour la santé ? », plutôt que de proposer un titre plus exact comme : « Produits dangereux vapotés aux États-Unis : 150 cas suspects ». Un tel titre circonscrirait le phénomène, son espace et la population concernée. La chronique en serait bien moins attrayante pour le téléspectateur de passage. Notons aussi que la forme interrogative du titre est une autre technique classique visant à attirer le public. C'est une manière de susciter la curiosité et d'obliger à consommer le média. Si vous n'écoutez pas, ne lisez pas ou ne regardez pas, vous n'aurez pas la réponse à la question : « Vapotage : un réel danger pour la santé ? » ; ou bien à : « Faut-il interdire le vapotage[201] ? » Si, en plus, vous pouvez glisser une référence au sexe, au crime, au secret ou à une menace sur la santé (ce qui est souvent le cas pour la vape), votre titre devient un cas d'école des logiques médiatiques modernes de titrage. Mais un habillage qui utilise la forme interrogative ne fait pas qu'attirer le public ; il produit des effets sur sa perception, il instille le doute sur le fond. D'une part, il laisse à penser que la question se pose et, d'autre part, il laisse à penser qu'il n'y a pas de réponse certaine.

Comme le rappelle le chercheur en sociologie au CNRS Dominique Marchetti, même les émissions et journalistes qui fournissent les meilleures garanties professionnelles succombent à de tels habillages motivés par des logiques commerciales et de carrière. Il est intéressant de citer ici ce

---

[201] Naudin, Guillaume, « Faut-il interdire le vapotage ? », RFI, 7 novembre 2011 (www.rfi.fr/fr/emission/20191107-faut-il-interdire-le-vapotage).

chercheur pour mieux revenir à notre cas : « Apparaît ainsi régulièrement à l'écran un fond rouge sang, ou à d'autres moments, des taches de sang avec, en arrière-plan, des personnes inculpées ; des tampons voyants inscrivant en rouge la mention "Confidentiel" sur les documents de l'époque sont très visibles. Les musiques qui sont utilisées font souvent penser à celle des feuilletons policiers américains ou des films à suspense. Sont sélectionnés les images fortes et les propos propres à susciter la compassion : une mère en pleurs […]. Dans un autre sujet, le journaliste insiste sur des images tournées au cimetière pour montrer une tombe (« Ils ont souhaité nous conduire au cimetière pour qu'on y voie les responsables graver sur la tombe de leur fils », explique le journaliste)[202]. » Le chercheur ne parle pas ici de la vape mais du sang contaminé ; cependant, la chronique diffusée sur LCI offre un parallèle troublant à ce constat de spectacularisation et de mise en scène de l'information. D'abord, elle s'ouvre (ce qui est significatif en soi) sur des images destinées à susciter la compassion. Il s'agit d'un jeune homme (là encore, c'est significatif : la jeunesse étant en outre soulignée sur l'image suivante par une peluche posée sur le lit d'hôpital) filmé sur un lit d'hôpital, saisi de spasmes violents et sous assistance respiratoire. La valeur de ces images est accentuée par le chroniqueur lui-même : « Avec des images […] avec des images qu'on va vous montrer et qui tournent un peu en boucle et qui jettent un peu le discrédit ou l'opprobre sur cette cigarette électronique. On va voir ces images qui sont quand même assez impressionnantes. Vous voyez avec ce jeune homme qui est manifestement en détresse respiratoire, et il y a plus de 150 cas

[202] Marchetti, Dominique, *Quand la santé devient médiatique, op. cit.*

aux États-Unis de…, plutôt de jeunes personnes… Vous voyez, il est intubé et ventilé, c'est-à-dire qu'il est en réanimation et un patient serait décédé. » Les images sont explicites mais, en insistant dessus, le chroniqueur accroît leur valeur de preuve des faits (on le voit, donc c'est vrai) et de leur gravité. L'attitude générale mêlant ton grave, débit rapide, yeux écarquillés, sourcils levés amplifient encore le caractère anxiogène de l'information donnée. En somme, les images, l'attitude, le propos se cumulent pour créer de la frayeur. Si bien qu'une chronique qui incite explicitement à ne pas caricaturer et à ne pas paniquer suscite de l'anxiété à l'égard de la vape en général.

La différence entre la version de la chronique diffusée à la télévision, en direct, et celle déposée par la chaîne sur internet[203] est elle aussi significative du cadrage de la vape dans les médias. D'abord, avant tout et uniquement la dramatisation. En effet, la version disponible en ligne est coupée juste avant l'intervention de Thierry Moreau. Signe que les éléments qui suivent importent peu, ou plutôt qu'ils ne sont pas utiles dans la logique médiatique. Or, c'est précisément à ce moment-là que le ton redevient plus posé et que l'utilité de la vape comme outil de sevrage du tabagisme est soulignée. Les psychologues l'ont montré : les bonnes nouvelles ne marquent pas les esprits[204] ; traduit en langage des médias, les bonnes nouvelles ne font pas le buzz – autant donc les éluder.

La chronique de LCI est loin d'être un cas exceptionnel du traitement médiatique de la vape. Bien au contraire, ces effets

---

[203] « Vapotage : un réel danger pour la santé ? », émission « Audrey & Co », LCI, 26 août 2019 (www.youtube.com/watch?v=x0Z8hIbGjkg&t=3s).
[204] Baumeister, Roy F., Bratslavsky, Ellen, Finkenauer, Catrin et Vohs, K. de, « *Bad is stronger than good* », *Review of General Psychology*, *op. cit.*

d'habillage négatifs appliqués à la vape sont légion, y compris dans les médias dotés d'une excellente réputation – par exemple, chez France Culture, dans une vidéo de la série « Les idées claires » mise en ligne en octobre 2019[205]. Sans contradicteur, le Dr Marion Adler, médecin et tabacologue à l'hôpital Antoine-Béclère de Clamart, tient pendant cinq minutes un discours clair et éminemment rassurant sur les éventuels risques de la cigarette électronique. Mais, à nouveau, le titre entretient l'incertitude et l'angoisse : « La cigarette électronique est-elle dangereuse ? ». Cette logique est encore respectée dans l'émission « Vox Pop » diffusée sur Arte, le 1er février 2020[206]. Le journaliste construit son émission comme un match opposant pro- et antivape. L'émission conclut à un match nul à 2-2. L'un des points est attribué aux antivapes après la mention d'un décès en Belgique, dont on sait pourtant qu'il est lié à un détournement des dispositifs de vapotage, à l'instar des cas d'Evali* américains – ce que le journaliste ne précise pas. Mais passons. Donc, malgré un résultat neutre, à 2-2, l'émission déploie un titre dont on a vu qu'il n'a rien de neutre : « Vapoter tue ? ». Le journaliste a sans doute voulu simplement faire un jeu de mots avec l'avertissement sanitaire figurant sur les paquets de cigarettes. Il reste que l'effet délétère sur la vape est là.

Le décalage entre les propos tenus et les effets d'habillage est encore plus frappant dans cette émission diffusée sur RTL, le 31 juillet 2019, après la publication du communiqué de l'OMS dénonçant la vape (cf. chapitre 2). Là encore, les mêmes

---

[205] « La cigarette électronique est-elle dangereuse ? », émission « Les idées claires », France Culture, octobre 2019 (www.youtube.com/watch?v=ZlKYpmhY1J4).

[206] « Controverse : vapoter tue ? », émission « Vox Pop », Arte, 1er février 2020 (https://www.facebook.com/watch/?v=540579053226277).

codes appliqués au titrage : « Vapoter tue ? – six minutes pour trancher[207] ». Six minutes pendant lesquelles le journaliste Jérôme Florin interviewe le professeur Gérard Dubois, ancien membre du HCSP* et de l'Académie nationale de médecine* et ancien président du CNCT*. Six minutes pendant lesquelles le professeur, pourtant très sceptique envers la vape à son origine, explique, comme le Dr Adler sur France Culture, qu'il est aujourd'hui reconnu que la « cigarette électronique n'est ni nocive pour la personne, pour le fumeur, ni collectivement pour la société ». Six minutes pendant lesquelles il répond précisément à toutes les interrogations du journaliste. Six minutes où, tout en n'encourageant pas le vapotage chez les non-fumeurs, le professeur Dubois souligne l'absence d'effet passerelle, l'absence de dangerosité des produits et leur encadrement réglementaire, tout comme l'encadrement réglementaire strict de la publicité, l'efficacité en termes de sevrage tabagique, et l'existence d'un recul suffisant pour tirer des conclusions scientifiques. Six minutes pendant lesquelles le journaliste reste factuel et s'efface devant les arguments du professeur, qui explique en long et en large et même tout à fait explicitement, que la vape ne tue pas. Et pourtant, le titre n'ose pas trancher : il pose la question, il entretient le doute. Probablement pour plusieurs raisons. D'abord, car, pour citer le journaliste, « l'OMS, ce n'est pas une sous-amicale de médecins amateurs, c'est un organisme sérieux ». Par déférence et par ignorance, on donne toujours raison à l'OMS, même quand elle dit n'importe quoi (cf. chapitres 2 et 3). Ensuite, parce que c'est plus rentable dans une logique d'efficacité médiatique. Enfin, parce que c'est dans tous les médias, donc

---

207 « Vapoter tue ? – 6 minutes pour trancher », RTL, 31 juillet 2019 (www.youtube.com/watch?v=wHw9HuNgNEk).

ce doit être vrai. D'autant que, comme l'écrit la chercheuse spécialiste du langage médiatique, Ingrid Riocreux, « le journaliste ne craint rien tant que de se singulariser […]. De fait, tout journaliste qui se distinguerait par une lecture anticonformiste du réel serait certain, s'il n'a pas encore intégré la rédaction d'un grand média, d'en être évincé pour dérapage[208]. »

LES TECHNIQUES MEDIATIQUES DE SCANDALISATION

Selon le *Larousse*, un scandale est une affaire malhonnête qui heurte la conscience, le bon sens, la morale, et suscite l'émotion dans l'opinion publique. De nombreux travaux ont montré que la scandalisation est l'incarnation suprême des logiques modernes de la médiatisation d'un sujet et un enjeu commercial majeur pour les médias qui en ont besoin pour susciter des ventes[209]. Elle consiste en une série de procédés stylistiques suggérant et exagérant le secret et la duplicité. Ce qui compte, c'est attirer l'attention plutôt qu'informer et respecter les faits. Stéphane Horel, la journaliste antivape déjà citée (cf. chapitre 1), est une mine d'or pour saisir cette logique médiatique de production de l'information sur la vape ; elle en reprend tous les codes. Examinons par exemple en détail l'article qu'elle a publié dans *Le Monde*, le 19 décembre 2020, dont le débat sur les effets de la nicotine sur la Covid-19

[208] Riocreux, Ingrid, *La Langue des médias, op. cit.*
[209] Marchetti, Dominique, « Les révélations du "journalisme d'investigation" », *Actes de la recherche en sciences sociales*, vol. 131-132, mars 2000, p. 30-40 (www.persee.fr/doc/arss_0335-5322_2000_num_131_1_2663).

constitue le prétexte[210]. Cet article est intitulé : « Petites ficelles et grandes manœuvres de l'industrie du tabac pour réhabiliter la nicotine ». Ce titre est déjà hautement significatif : on y retrouve le champ lexical de la guerre (« grandes manœuvres ») et de la manipulation (« petites ficelles ») qui visent à susciter l'émotion et l'inquiétude dont nous avons parlé plus haut. Quant à la référence à « l'industrie du tabac », on l'a dit, elle est en elle-même devenue une figure de style provocant de la dramaturgie, en inscrivant d'emblée l'information comme relatant le combat du bien contre le mal. Relevons encore que le papier est qualifié d'« enquête » dans son sous-titre.

Dans l'article, l'auteure oppose science contre science, c'est louable. C'est le principe même de la science que de pouvoir être contestée, mais la journaliste va le faire de manière biaisée, probablement en accord avec sa propre idéologie. Chacun a le droit d'avoir des convictions, le problème est que lorsqu'elles sont exprimées par la journaliste qui ne précise pas son biais et, pire, qui prétend « révéler » quelque chose, cette conviction est présentée comme *la* vérité et peut rapidement le devenir en raison de la circularité de l'information, d'autant plus lorsqu'elle est émise par un média qui fait autorité comme *Le Monde*. Peut-être motivée par une conviction sincère malgré ses conflits d'intérêts, la position de la journaliste est aussi fort utile dans une logique médiatique car elle sensationnalise l'information ; les procédés stylistiques et rhétoriques de l'auteure ne font qu'en amplifier l'effet.

L'article débute par la mention d'un communiqué de l'AP-HP (Assistance publique – Hôpitaux de Paris) annonçant un

---

[210] En complément de notre analyse, nous suggérons de lire le décryptage captivant de cet article proposé par le blog Vap'you (https://www.vapyou.com/lobby-vape-le-monde-stephane-horel/).

essai clinique destiné à évaluer un éventuel effet protecteur de la nicotine contre le virus. L'essai fait suite à deux études menées par des médecins de l'hôpital de la Pitié-Salpêtrière. Pour l'auteure, ces études sont sources de soupçon et de scandale, sinon de complot. Notons d'abord l'utilisation d'une marque typographique particulière : les guillemets[211]. La journaliste écrit ainsi que « "la découverte" remonte au printemps ». L'usage des guillemets est ici une marque d'ironie et de dépréciation. Pour l'auteure, ce qu'elle relate n'est pas une vraie découverte et ne mérite donc pas d'être décrite comme telle, sans guillemets. L'usage des guillemets indique au lecteur que le mot utilisé ne coïncide pas avec la pensée de l'auteure, sans qu'elle n'ait à l'expliquer. Ce faisant, celle-ci crée une connivence avec le lecteur ; elle lui signifie qu'elle lui fait confiance pour comprendre sa propre pensée et pour ainsi la rejoindre. Les guillemets permettent de ne pas avancer d'argument et de dire : « Il y a vous et moi, qui nous comprenons et qui ne sommes pas dupes, et il y a eux, qui nous mentent et auxquels nous n'avons même pas à répondre. » Toute ressemblance avec les méthodes des complotistes ne serait pas anodine…

Dans le même ordre d'idées, où le choix des mots, a priori anodin, est en fait lourd de charge, on peut également rapidement revenir sur le sous-titre : « Les cigarettiers exploitent d'hypothétiques vertus de la nicotine ». Comparons avec ce qu'il aurait pu être : « Les cigarettiers exploitent l'hypothèse des vertus de la nicotine ». « Évoquer une hypothèse » est une formule neutre : une proposition est faite, elle doit être vérifiée avant d'être confirmée. Qualifier quelque

211 Charaudeau, Patrick et Maingueneau, Dominique (dir.), *Dictionnaire d'analyse du discours*, Le Seuil, 2002.

chose d'hypothétique est plus péjoratif : c'est donner à ce quelque chose un caractère douteux qui le disqualifie. Rien dans l'article ne démontre que l'hypothèse est fausse : aucune preuve ; ce n'est même pas une affirmation de l'auteure qui écrit elle-même : « Réalité scientifique ou pas, aucun élément de preuve ne permet d'affirmer quoi que ce soit : l'"hypothèse nicotine" n'est encore qu'une hypothèse. Mais des médias libertariens [...] s'empressent de la propager. » Un média généraliste s'empresse, lui, de la nier, sans jamais le faire expressément ; c'est là toute l'habileté et le savoir-faire de la journaliste. Jamais elle n'écrit que l'hypothèse est fausse, aucune preuve n'existe pour l'affirmer, ce qui laisse croire à son objectivité ; c'est l'ensemble des procédés rhétoriques qui instillent l'idée de manière impressionniste.

Mais revenons aux études des médecins de la Pitié-Salpêtrière. Pour les disqualifier et donc jouer la carte du scandale, notre journaliste cite un praticien confrère des auteurs des études : il leur reproche de ne pas tenir la route et « souligne qu'aucun des articles n'a encore été publié dans une revue scientifique en bonne et due forme ». S'ensuit un développement de la journaliste à propos des procédés de publication scientifique qui achève de décrédibiliser les études en question. Il n'y a pourtant rien d'anormal ici : il est courant que des travaux préliminaires soient rendus publics avant d'être effectivement validés par la communauté scientifique à travers un système d'examens par les pairs. C'est précisément le cas lorsque l'on en est au stade de l'hypothèse ; l'empressement est d'autant plus compréhensible qu'une pandémie ravageuse frappe le monde entier, sans que l'on ait à cette époque la moindre solution. Donc, à en croire l'article, les hypothèses ne sont pas crédibles car elles ont été publiées en ligne et non dans des revues scientifiques. Il s'agit même de « stratégies retorses » – expression doublement disqualifiante et jouant encore la carte du scandale (une « stratégie retorse » renvoie à une intentionnalité perverse). L'utilité médiatique de l'expression pour susciter l'émotion lui vaut même d'être mise en exergue dans un intertitre. Soit, mais alors pourquoi du crédit à la critique des études par un « praticien [...] qui l'a *commentée en ligne* » (c'est nous qui italicisons) ? Le même biais se retrouve un peu plus loin quand la journaliste critique l'hypothèse en invoquant cette fois Anna Gilmore, du Tobacco Research Group de l'université de Bath : « "Les auteurs tendent à exagérer leurs résultats", *commente en ligne* la professeure de santé publique. » Deux poids, deux mesures.

Le biais argumentatif de l'auteure se retrouve également dans le traitement différencié qu'elle fait du conflit d'intérêts – autre outil classique de scandalisation. Précisons d'abord, qu'un conflit d'intérêts n'invalide pas automatiquement les résultats d'une recherche ; il incite seulement à prêter attention à d'éventuels biais. Néanmoins, cet article s'attache à discréditer le docteur Konstantinos Farsalinos, qui a été le premier à émettre l'hypothèse d'un rôle protecteur de la nicotine contre la Covid-19. Jamais l'article n'argumente sur le fond ; il postule qu'un conflit d'intérêts invalide une recherche. Parfois le propos est tout à fait fallacieux. L'article insiste sur un conflit d'intérêts non signalé par le Dr Farsalinos : son laboratoire d'affiliation à l'université de Patras a reçu un financement d'un fabricant de e-liquide. Mais cet argent a-t-il servi à ses recherches ? Dr Farsalinos qui a des dizaines de collègues dans ce laboratoire, était-il même au fait de ce financement ? Il s'en défend. Mais peu importe, le doute est instillé. Surtout, alors qu'à peu près un quart de ce long article consiste à dénoncer le conflit d'intérêts entre la vape et Konstantinos Farsalinos, les conflits d'intérêts de l'un des principaux contempteurs de l'hypothèse, Ivan Berlin (le confrère praticien blogueur), sont brièvement et incidemment mentionnés : « [...] analyse M. Berlin, qui déclare avoir reçu des honoraires des laboratoires Pfizer, fabricant du médicament de sevrage tabagique Champix (varénicline), et Novartis, qui commercialise des substituts nicotiniques. » Une seule phrase, en fin de paragraphe, pour évoquer un lien d'intérêts avec l'industrie pharmaceutique, dont on a vu le poids dans le monde antivape (cf. chapitre 3). Aucun commentaire de la journaliste. Mais, là encore, la technique rhétorique est habile. Elle permet à l'auteure de donner l'apparence de l'objectivité et de la confrontation de points de vue ; ce qui donne à ses propos subjectifs et suggestifs, l'apparence de la vérité.

L'auteure recourt à d'autres techniques pour monter son article (pardon, son « enquête ») en épingle. En plus de l'isométrie dressée entre conflit d'intérêts et biais de la recherche, elle déploie une série d'amalgames pour discréditer Konstantinos Farsalinos. En dressant le CV du chercheur, l'auteure signale qu'il a défendu l'hypothèse nicotine auprès d'industriels du tabac, notamment en s'exprimant, en septembre 2020, dans un panel sur « le rôle de la nicotine dans la lutte contre la Covid-19 » aux côtés du directeur de la recherche scientifique de BAT, qui vend les Lucky Strike ». La journaliste n'écrit pas que le Dr Farsalinos est à la solde de BAT, mais elle l'insinue à travers un processus métonymique qui consiste à condenser deux faits différents à partir d'une relation logique. Nous ferions de même si nous associions coprésence physique à connivence, pour jeter l'opprobre sur Stéphane Horel en rappelant qu'elle a participé, en mai 2019, à une conférence aux côtés du président de l'Association française des conseils en lobbying et affaires publiques (AFCL), du président de l'Association des avocats lobbyistes (AAL) et du président de l'Association professionnelle des responsables des relations avec les pouvoirs publics (ARPP)[212] ?

Précisément, un autre amalgame effectué pour disqualifier Konstantinos Farsalinos consiste à l'associer au lobbying provape : « Il est aussi au cœur d'un petit réseau hyperactif de scientifiques et de consultants, partisans de la vape et militant de la "réduction des risques", dont les activités s'apparentent parfois à du lobbying », écrit la journaliste dans un paragraphe dont l'intertitre est : « Le lobbying pour la "vape" ». Notons que l'on retrouve l'usage des guillemets pour « la vape », qui donc ne serait pas vraiment un produit particulier (sous-entendu, la vape n'est pas différente de la cigarette) et pour « la réduction des risques » qui ne serait pas une vraie approche de santé publique (sous-entendu, la réduction des risques est un concept fallacieux). Le Dr Farsalinos est donc qualifié de lobbyiste – terme disqualifiant s'il en est, le lobbying étant apparenté, dans le sens commun (et dans l'œuvre de cette journaliste, en particulier) à la corruption ; le secret et la manipulation au service d'intérêts nuisant à l'intérêt général. La même technique d'expression anodine d'une subjectivité se retrouve ailleurs. Par exemple, dans l'émission « Vox Pop » d'Arte, dont nous avons déjà parlé, le journaliste oppose « le lobby de la vapoteuse » et « les antivapoteurs ». Bien que l'émission conclue à un match nul entre les arguments pour et contre, ceux des premiers sont insidieusement discrédités car on leur attribue le statut de

212 Waserman, Sylvain, « Regards croisés sur le lobbying », colloque à l'Assemblée nationale, 15 et 16 mai 2019 .

lobbyiste alors qu'on ne le fait pas aux antivapes ; ce qui est pourtant très contestable (cf. chapitres 2 et 3). Mais revenons à l'article du *Monde* : la journaliste note que le Dr Farsalinos a contacté des décideurs publics pour défendre la vape. Est-ce répréhensible légalement et éthiquement ? Konstantinos Farsalinos est cardiologue et l'un des spécialistes de la cigarette électronique ayant le plus publié dans les revues académiques, à ce sujet. En tant qu'expert, n'est-il pas légitime à prendre position en faveur de ce qu'il pense être un substitut pertinent à la cigarette. Anna Gillmore, professeure de santé publique et présentée comme une source fiable par Stéphane Horel, agit-elle différemment lorsqu'elle interpelle le gouvernement britannique pour qu'il adopte des mesures plus drastiques pour lutter contre le tabagisme ? Si être lobbyiste, c'est s'adresser directement ou indirectement aux autorités publiques pour qu'elles agissent en faveur d'une cause, alors la plupart des chercheurs en santé publique sont des lobbyistes. En qualifiant le Dr Farsalinos de lobbyiste, la journaliste lui retire son statut d'expert et lui attribut implicitement (à nouveau, par un processus métonymique qui consiste à produire des associations d'idées) celui de manipulateur motivé par des objectifs inavouables.

Une dernière technique de production du scandale, présente dans cet article, consiste cette fois à produire un amalgame en associant des noms de manière à susciter la confusion. L'auteure y procède à plusieurs reprises. D'abord en mentionnant le neurobiologiste Jean-Pierre Changeux, avec à nouveau les grosses ficelles stylistiques de l'émotion et du sulfureux : « un scientifique dont le nom fait frémir le petit monde érudit des limiers de Big Tobacco ». Cette sommité, qui a découvert les récepteurs nicotiniques, a été cosignataire d'un texte qui formulait l'hypothèse de l'effet protecteur de la nicotine contre la Covid-19. Il est vrai que ses recherches passées ont été instrumentalisées par les fabricants de cigarettes pour entretenir le doute sur les dangers du tabagisme. Cela ne veut pas dire que ses résultats étaient faux mais qu'ils ont été utilisés par d'autres pour détourner l'attention. Mais quand bien même les doutes sur la probité d'un cosignataire seraient légitimes, ces doutes suffisent-ils à remettre en question un texte qui, par définition, a fait l'objet d'une réflexion collective puisqu'il a été cosigné ? Les autres auteurs ne sont pas mentionnés car, n'ayant rien à leur reprocher, cela atténuerait la portée de la révélation. Cette technique de « name-dropping », qui consiste à citer des noms pour créer une impression, est aussi utilisée pour associer Konstantinos Farsalinos à des personnages sulfureux, ou plutôt des personnages présentés comme tels. C'est flagrant lorsque la journaliste mentionne le personnage de Clive Bates. C'est à dessein que nous utilisons le terme « personnage », tant l'article devient ici romanesque. L'auteure précise elle-même que ce « fidèle cosignataire de Konstantinos Farsalinos » et militant antitabac fait campagne ouvertement en faveur du vapotage. Rien de secret donc. Pourtant la journaliste, toujours pour faire croire au scandale, laisse penser qu'elle a dû mener une enquête digne des meilleurs limiers du FBI pour le découvrir. Voici ce qu'elle écrit : « Au fil des années, ces missives qui interpellent les décideurs publics sont presque toutes rédigées avec la même présentation et la même police de caractères. Plusieurs renferment, dans les métadonnées des fichiers, l'identité d'un même propriétaire : Clive Bates. » Même le nom du méchant sonne bien. Un vrai roman d'espionnage. Sans compter Konstantinos Farsalinos, appelé le « Dr F. » : parallèle peu subtile avec le Dr No de *James*

Bond. Au passage, notons que Clive Bates est connu pour son militantisme contre la fondation Bloomberg. Et rappelons (cf. chapitre 2) que Michael Bloomberg finance le Tobacco Control Research Group de l'université de Bath, qui finance The Investigative Desk – une plateforme de journalistes, qui a cosigné l'article de Stéphane Horel. Un conflit d'intérêts qu'il eut pu être utile de mentionner « selon les standards éthiques en vigueur », pour reprendre la formule déployée par la journaliste à l'encontre du Dr Farsalinos. Surtout lorsque l'une des sources citées dans l'article pour dénoncer la réhabilitation de la nicotine, est la directrice de ce fameux Tobacco Control Research Group : Anna Gillmore. Il est étonnant que l'auteure, qui se définit sur Twitter comme « *conflict of interest trapper* » (« chasseuse de conflits d'intérêts »), soit passée à côté d'un conflit d'intérêts aussi grossier. Cela rappelle terriblement les propos suivants de la chercheuse Ingrid Riocreux : « Le journaliste ne lit pas les livres. Il ne lit pas non plus les rapports. Là aussi, ce qui compte, c'est l'orientation idéologique du document. Plus exactement, le journaliste lira impitoyablement un rapport dont l'orientation lui paraît suspecte. Il fera preuve d'une bienveillante paresse en n'ouvrant même pas un rapport dont il sait approuver les conclusions[213]. » Visiblement cette tendance, qui relève du biais de confirmation*, concerne tous les types de source des journalistes. Konstantinos Farsalinos ne s'en est en tout cas pas laissé compter et a répondu vertement à l'auteure de l'article qu'il accuse de diffamation et de conflit d'intérêts[214].

---

[213] Riocreux, Ingrid, *La Langue des médias*, *op. cit.*
[214] Voir la lettre adressée au *Monde* par Konstantinos Farsalinos en réponse à l'article : https://drive.google.com/file/d/1M0PVevkzX7emQ-9sm0Vm4lwolm_gHUY3/view.

Le lecteur aura sans doute remarqué que nous sommes passés sans sommation d'une discussion à propos des cigarettiers, à une discussion centrée sur la vape. C'est ainsi que procède l'article : il cadre le problème dans son titre et son sous-titre sous l'angle de Big Tobacco, qui a l'intérêt de dramatiser d'emblée le sujet, mais il consacre l'essentiel du propos à la vape, qui a l'intérêt de produire de la nouveauté si chère aux journalistes. L'article associe pleinement tabagisme et vape. Dans une espèce de syllogisme trompeur (selon lequel Big Tobacco fabrique des cigarettes qui contiennent de la nicotine ; or, les produits du vapotage contiennent de la nicotine ; donc les produits du vapotage sont l'œuvre de Big Tobacco), l'auteure laisse à penser que c'est l'industrie du tabac qui est derrière la vape. Elle l'affirme même explicitement : « Au départ constitué d'une myriade de petits acteurs, le marché est désormais dominé par British American Tobacco (BAT) avec les déclinaisons de son e-cigarette *Vype.* » Cette affirmation est tout simplement fausse, à tout le moins en France où se situe le lectorat du *Monde.* C'est là un terrible raccourci car, ce faisant, l'auteure entache tout le secteur de la vape des tares associées à Big Tobacco, à la fois quant à ses effets sur la santé et sur ses méthodes d'influence et de marketing. Pire, dans son élan, l'article mentionne les produits de tabac chauffé. Elle en décrit le fonctionnement juste après avoir présenté celui des produits de la vape. C'est une bien piètre précaution oratoire car l'article ne différencie pas les effets des deux produits sur la santé : selon la journaliste, ils font même partie de la même « famille ». Tout au long de l'article, le terme « e-cigarette » semble englober tant le tabac chauffé que la vape, et la conclusion selon laquelle « à ce jour, leur innocuité n'est [...] pas démontrée » est appliquée sans distinction. Les produits de la vape ont beau ne pas contenir de tabac, par une opération rhétorique consistant à associer des termes dans un même énoncé, ils deviennent interchangeables dans l'argumentation avec les cigarettes de l'industrie du tabac. Le scandale initialement présenté comme celui des cigarettiers devient, par glissement au fil de l'article, le procès de la vape. Cela sert la scandalisation et donc l'intérêt de la journaliste sur le marché des médias mais, ce faisant, elle sert aussi les intérêts de Big Pharma et de Big Tobacco. Comme de nombreux autres journalistes guidés par les logiques médiatiques sensationnalistes plus que par les faits, l'auteure tombe dans le piège tendu par les industriels de pharmacie et du tabac (cf. chapitre 3).

CHAPITRE 5
DES ÉTATS SOUS PRESSION ECONOMIQUE ET POLITIQUE

Les États ont-ils *intérêt* à ne pas promouvoir la vape ? Le tabagisme rapporte-t-il de l'argent aux États ? Serait-ce ce qui explique l'opposition de certains États à la vape comme on l'entend souvent ? En réalité, il est impossible de s'en tenir à un raisonnement strictement économique. Les réticences de certains décideurs publics à soutenir la vape ne sont pas que mathématiques. Là encore, il faut faire appel à la psychologie et à la politique pour comprendre les logiques sous-jacentes. L'apport du tabac aux budgets publics compte, oui ; les choix passés ont effectivement produit des effets de verrouillage budgétaire, mais la peur du risque politique est sans doute une explication plus décisive dans la réticence des autorités à soutenir la vape.

5.1. L'ARGENT PUBLIC DU TABAGISME

Dans certains pays, la motivation économique des politiques de lutte contre le tabagisme, ou plutôt la motivation économique des politiques contre le meilleur ennemi du tabagisme qu'est la vape, est évidente. Quels sont les principaux pays producteurs de tabac ? En 2019, selon les statistiques de la FAO et dans l'ordre : la Chine, l'Inde, le Brésil, le Zimbabwe, les États-Unis, puis l'Indonésie. Quelles sont les économies qui dépendent le plus du tabac ? Toujours, à partir de la FAO : le Brésil, la Chine, l'Inde, le Zimbabwe, la Turquie[215]. Ces pays ont-ils des législations plutôt favorables à la vape ? Au Brésil, l'importation et la vente de cigarettes électroniques sont encore interdites en 2022. Il en est de même en Turquie. En Inde, il est depuis peu interdit d'acheter, vendre, importer et consommer des produits de la vape ; des peines de prison peuvent être appliquées. La Chine vient de décider de réglementer le tabac et la vape sans faire aucune différence. L'Indonésie impose une taxe d'accise sur les produits de la vape de 57 %. Le Zimbabwe a fait la une des journaux britanniques, en septembre 2021, à propos de liens de corruption entre British American Tobacco et l'ancien président Robert Mugabe. Aux États-Unis, en septembre 2021 également, la FDA* a refusé la commercialisation de plus d'un million de e-liquides sous prétexte qu'ils sont aromatisés. Corrélation n'est pas causalité, mais le parallèle est troublant. L'Australie est l'exception qui confirme la règle mais, en effet, les pays dans lesquels la législation de la vape est la plus stricte sont ceux où le tabac contribue le plus au budget de l'État. La contribution est plus ou moins directe, que ce soit par les taxes sur les cigarettes comme en Chine, par les taxes sur les producteurs de tabac ou la possession de participations très conséquentes de l'État dans des manufactures de tabac, comme

---

[215] Food and Agriculture Organization of the United Nations, « *Issues in the global tobacco economy: Selected case studies. Raw Materials, Tropical and Horticultural Products Service Commodities and Trade Division* », 2003 (www.fao.org/3/Y4997E/y4997e00.htm).

en Inde, ou encore par les revenus générés par les profits des cigarettiers comme aux États-Unis, notamment via le célèbre Master Settlement Agreement. Ce qui peut être qualifié de plus gros conflit d'intérêts de tous les temps est même devenu la clé de voûte des budgets de nombreux États américains. Les États-Unis servant de référence à de nombreux pays en matière de régulation de la vape et ses données étant la base de la plupart des journalistes qui s'expriment sur la vape, cela mérite quelques précisions.

LA DEPENDANCE DES ÉTATS-UNIS A L'ARGENT DU TABAC

Le Master Settlement Agreement (MSA) est l'aboutissement des grands procès contre l'industrie du tabac. Cet accord, qui est une forme déguisée de condamnation financière, a été signé en 1998. Il contient des dispositions qui ont trait à la dissolution de quelques structures et à l'abandon de certaines pratiques marketing de la part de l'industrie du tabac. Il contient aussi et surtout plusieurs dispositions d'ordre financier. Celles-ci se déclinent en contributions obligatoires de la part des quatre plus grands fabricants de cigarettes américains à divers fonds, comme le Public Education Fund, le Strategic Contribution Fund ou encore le State Enforcement Fund. Une fondation va aussi voir le jour et sera financée par ce biais : elle donnera naissance au Truth Initiative chargé de lutter contre le tabagisme des jeunes. En 2019, cette organisation débuta l'année avec 900 millions d'actifs nets et plus de 100 employés ; une structure qui, dans son rapport annuel 2020, met visuellement en exergue des propos comme ceux-ci : « Ceux qui ont un jour essayé la e-cigarette ont cinq fois plus de chances de contracter la Covid-19 que ceux qui ne consomment pas de produits du tabac[216]. » L'industrie de la santé publique et ses raccourcis, producteurs de doute… Nous y reviendrons. Mais le conflit d'intérêts qui nous intéresse aux États-Unis est ailleurs : le MSA crée une sorte de taxe sur la vente de cigarettes. Pour chaque cigarette vendue, l'industrie du tabac a dû verser, à partir de 2000, 0,094241 dollar ; entre 2001 et 2002, 0,136125 dollar ; entre 2003 et 2006, 0,167539 dollar ; et, à partir de 2007, 0,188482 dollar. Cet argent est collecté sur un compte sous séquestre et distribué ensuite aux 46 États américains signataires du MSA. Additionnés, ces quelques cents insignifiants deviennent des milliards – près de 250 milliards en vingt-cinq ans[217]. Lors de l'année fiscale 2020, 5,8 milliards ont été collectés par les États américains via le MSA. Seulement 13 % ont été dépensés dans des initiatives de lutte contre le tabagisme. C'est ici qu'est le scandale souligné par les acteurs de la lutte contre le tabagisme et qu'est le conflit d'intérêts que nous dénonçons. La manne économique du MSA sert à mener toutes sortes de politiques publiques et à équilibrer les budgets. Le Kentucky prévoit, par exemple pour 2022, d'intégrer 103 millions de dollars en provenance du MSA dans son budget général. De même, le Connecticut et de nombreux autres États ne flèchent pas l'argent du MSA. Quelques autres prévoient de l'intégrer à des lignes de dépenses plus précises, mais qui ne sont pas spécialement dédiées à la lutte contre le tabagisme ni à couvrir les coûts des effets du tabagisme. Le Kansas, pour ne

---

[216] Truth Initiative, « *Creating a future free from smoking, vaping and nicotine: Extraordinary achievements in a year like no other* », rapport annuel, 2020 (https://truthinitiative.org/sites/default/files/media/files/2021/07/Truth_Annual%20Report%202020_final-updated.pdf).
[217] Tobacco-Free Kids, « *A State-by-State Look at the 1998 Tobacco Settlement 23 Years Later* », 12 janvier 2022 (www.tobaccofreekids.org/what-we-do/us/statereport/).

citer que lui, utilisera l'argent du MSA pour financer divers programmes en rapport avec les enfants. Le United States Government Accountability Office (GAO, soit plus ou moins l'équivalent de la Cour des comptes) a produit un rapport sur l'usage des fonds du MSA par les États américains entre 2000 et 2005[218]. On y lit non seulement que près du tiers des fonds est dépensé pour combler les déficits budgétaires, mais aussi que cet argent est également dépensé pour financer la maintenance des bâtiments publics, les forces de sécurité, les infrastructures d'eau potable, le soutien scolaire, etc.

On comprend la dépendance des États-Unis à l'argent du tabac : plus on vend de cigarettes, mieux se portent les comptes publics, et mieux se porte l'opinion vis-à-vis des élus. Et cela est sans compter l'aussi scandaleux problème des « obligations tabac » (Tobacco Bonds) qui sont, succinctement, des emprunts de la part d'États américains basés sur leurs futures rentrées d'argent liées au MSA. C'est ce type d'avances auquel, par exemple, la Pennsylvanie a fait appel en 2017 pour équilibrer son budget[219]. Aujourd'hui, certains États se sont très lourdement endettés à travers ces opérations dites de « sécurisation » et toute baisse du tabagisme ne fait qu'aggraver la situation. Plus les ventes de cigarettes baissent, moins les cigarettiers versent au MSA et donc plus les États qui ont emprunté en anticipant les ventes de cigarettes sont dans l'incapacité de rembourser leur emprunt. Avec le MSA et le mésusage qui a été fait des sommes dégagées en les abondant

---

[218] Shames, Lisa, « *Tobacco Settlement: States' Allocations of Payments from Tobacco Companies for Fiscal Years 2000 through 2005* », GAO, 27 février 2007 (www.gao.gov/assets/gao-07-534t.pdf).

[219] Meyer, Katie « *State to Fill Budget Holes By Borrowing Against Tobacco Fund* », Wesa, 15 novembre 2017 (www.wesa.fm/politics-government/2017-11-15/state-to-fill-budget-holes-by-borrowing-against-tobacco-fund#stream/0).

au budget général ou en les hypothéquant, les États-Unis se sont liés pieds et poings à l'industrie du tabac. Mais le MSA n'est que la partie émergée de l'iceberg car, toutes taxes comprises, c'est près de 27 milliards de dollars que les États américains devraient collecter en 2021 auprès de l'industrie du tabac. Selon Tobacco-Free Kids*, seulement 2,4 % de ce montant sera dépensé à des fins de lutte contre le tabagisme[220] ; 97,6 % de l'argent du tabac sert donc à faire fonctionner l'État. Faut-il vraiment expliquer noir sur blanc pourquoi la vape dérange tant les autorités publiques aux États-Unis ?

So what ? C'est le problème des Américains ? Non car, comme Amanda Wheeler (présidente de l'American Vapor Manufacturers Association) le rappelait en septembre 2021, la vape est engagée dans un combat à l'échelle mondiale où ses adversaires ouvrent des fronts dans tous les pays à partir de moyens et d'arguments parfois douteux qui se diffusent partout, par capillarité. C'est vrai, la lutte est mondiale pour ces raisons mais elle l'est aussi parce que, sur un sujet aussi sensible que la santé, sur un sujet aussi politiquement risqué (nous en reparlerons bientôt), les décisions prises dans un pays vont influencer les autres qui n'oseront pas apparaître comme des exceptions. Se démarquer, c'est renforcer le risque politique, surtout s'il s'agit de faire différemment de ce que font les États-Unis qui . sont considérés par beaucoup, à la pointe des questions de santé.

---

[220] Riquier, Andrea, « *Up in smoke: States are using tobacco settlement money to balance their budgets. Here's why that matters* », MarketWatch, 29 juin 2021 (www.marketwatch.com/story/up-in-smoke-states-are-using-tobacco-settlement-money-to-balance-their-budgets-heres-why-that-matters-11624990235).

LES LOGIQUES POLITIQUES DES BUDGETS PUBLICS

En France aussi, il est courant de présenter le tabagisme comme une manne économique pour l'État. Corrélation n'est pas causalité, et comparaison n'est pas raison, dira-t-on. En effet, en matière de poids du tabac dans la colonne « crédit du budget public », la France n'est ni la Chine, ni l'Inde ni les États-Unis. L'État français ne détient plus la Seita depuis longtemps et la tabaculture ne génère plus guère de ressources ; moins de 800 agriculteurs produisent du tabac en France, soit quarante fois moins qu'il y a quarante ans[221]. Pour autant, il est question de revenus non négligeables pour les comptes publics car le prix des cigarettes est composé à 85 % de taxes. *Capital* le soulignait en titrant : « L'État va toucher le jackpot en 2020 grâce aux taxes sur le tabac[222] ». Dans cet article, le propos est sans ambiguïté : « Les recettes fiscales liées aux taxes sur le tabac devraient atteindre 16 milliards d'euros en 2020. Un chiffre record [...]. La lutte contre le tabagisme rapporte gros à l'État [...]. Jamais les ventes de tabac n'auront autant rapporté à l'État [...]. Si pour l'heure il est encore difficile de mesurer les effets de la hausse du prix du tabac sur la consommation, les conséquences sur les finances publiques sont largement positives. » De même, après la parution d'une étude dont nous reparlerons dans quelques lignes, BFM sous-titrait : « Les fumeurs rapportent largement plus qu'ils ne coûtent d'argent

---

[221] Girard, Laurence, « L'inexorable déclin de la culture du tabac en France », *Le Monde*, 4 octobre 2019 (www.lemonde.fr/economie/article/2019/10/04/l-inexorable-declin-de-la-culture-du-tabac-en-france_6014136_3234.html).

[222] Domenech, Claire, « L'État va toucher le jackpot en 2020 grâce aux taxes sur le tabac », *Capital*, 21 octobre 2019 (www.capital.fr/economie-politique/letat-va-toucher-le-jackpot-en-2020-grace-aux-taxes-sur-le-tabac-1353289).

aux finances publiques[223] ». Étonnamment, le même jour, à partir de la même étude, France Info semblait titrer le contraire : « Le tabac coûte cher à la société[224] ». Cela illustre bien la complexité du calcul et la subjectivité des interprétations.

Et ce débat ne se déroule pas qu'entre médias ; il existe aussi dans la communauté universitaire des économistes. Pour ne citer qu'eux, Pierre Kopp et Philippe Fenoglio insistent ainsi sur l'impact négatif du tabagisme sur les comptes publics, mais ils soulignent également avec honnêteté que leurs hypothèses et leurs données sont fragiles et qu'il existe d'autres économistes qui arrivent à des conclusions contraires[225]. Moins impartiaux, bien qu'ils s'appuient sur ces mêmes auteurs, les acteurs de la lutte contre le tabagisme insistent bien entendu sur le coût du tabagisme. Récemment, en juin 2021, le CNCT*, secondé par l'agence de lobbying Havas, a mené une campagne de communication sur le coût du tabagisme en France – 47 milliards d'euros par an, nous disent-ils. Sur son site internet, l'organisation met en avant un autre chiffre, mais qu'importe ; c'est l'impact médiatique qui compte, pas les détails – c'est-à-dire que le tabac coûte plus qu'il ne rapporte : « Même en prenant en compte les taxes (10,5 milliards d'euros), qui en tant que telles ne créent aucune richesse mais sont de simples prélèvements, ainsi que les retraites non versées du fait de la mort prématurée des personnes (environ 850 millions), le

---

[223] « Ce que rapporte vraiment le tabac à l'État », BFM Business, 23 mars 2015 (www.bfmtv.com/economie/economie-social/finances-publiques/ce-que-rapporte-vraiment-le-tabac-a-l-etat_AN-201503230165.html).

[224] « Le tabac coûte cher à la collectivité », France TV Info, 23 mars (www.francetvinfo.fr/sante/le-tabac-coute-cher-a-la-collectivite_855997.html).

[225] Kopp, Pierre-Alexandre et Fenoglio, Philippe, « Les drogues sont-elles bénéfiques pour la France ? », *Revue économique*, vol. 62, n° 5, 2011, p. 899-918.

coût net du tabagisme en 2010 représentait en France plus de 120 milliards d'euros. En somme, le tabac coûte l'équivalent d'un impôt indirect annuel de 1 846 euros à chaque concitoyen. Les finances publiques sont très affectées par le tabac avec un déficit net attribuable à celui-ci de près de 15 milliards d'euros annuels[226]. » Pour contrer l'argument de la rentabilité du tabagisme, dans son ouvrage sur l'*Ingérence de l'industrie du tabac*[227], le CNCT* soulignait que l'industrie du tabac élude délibérément les coûts sanitaires ainsi que les coûts sociaux et environnementaux engendrés par le tabac pour exagérer l'importance économique du secteur et dissimuler des coûts réels. L'organisation y rappelait également que certains cigarettiers ont publié eux-mêmes, dans plusieurs pays, des rapports vantant l'intérêt pour les comptes publics de la mortalité prématurée due au tabagisme. Le monde de la vape n'est pas en reste. Sur ce point, il est sur la même position que les associations institutionnalisées de lutte contre le tabagisme. Vaping Post, par exemple, qui est l'un des blogs de référence sur la vape, a ainsi relayé des articles sur le coût du tabagisme et donc sur la rentabilité financière individuelle, collective et pour les finances publiques d'un basculement du tabagisme vers la vape[228].

Il est difficile de ne pas succomber à la tentation de se jeter dans la mêlée, mais cette bataille de chiffres n'a guère de sens. Chaque nouvelle publication académique, militante ou

---

[226] CNCT, « Le tabac coûte cher à la société », 7 mai 2020 (https://cnct.fr/le-tabac-coute-cher-a-la-societe/).

[227] CNCT, *Ingérence de l'industrie du tabac dans les politiques de santé publique : État des lieux et recommandations*, Le Publieur, 2014.

[228] Seghieri, Steeve, « L'Irlande étudie la rentabilité financière de l'e-cigarette », *Vaping Post*, 9 janvier 2017 (https://fr.vapingpost.com/lirlande-etudie-la-rentabilite-financiere-de-le-cigarette/).

« d'expert » cherche à montrer que la précédente ou que l'adversaire a tort, non en affinant les données mais en changeant les indicateurs. Généralement, il s'agit d'élargir le calcul aux coûts sociaux et aux coûts indirects. Par exemple, l'étude, très relayée à l'époque dans les médias, conduite par le cabinet Microeconomix, inclut dans son calcul du coût du tabagisme sur les finances publiques non seulement le coût sur les dépenses de santé directement liées au tabagisme, mais aussi celui du manque à gagner lié aux impôts non encaissés par l'État en raison des décès prématurés[229]. Elle s'intéresse également au coût pour les entreprises afin de calculer un coût plus large sur la société lié à la baisse de productivité. Pour calculer le juste prix du tabac, l'étude considère que les impacts positifs se composent, quant à eux, des taxes encaissées par l'État sur la vente de cigarettes et des retraites non versées aux fumeurs décédés de leur tabagisme. Mais si l'on adopte la méthode des conséquences indirectes appliquée au calcul des coûts engendrés par le tabagisme pour être justes, alors on devrait inclure ce que les fumeurs décédés ou malades ne consommeront pas et qui induit de la dépense publique. Finalement, tous les secteurs d'intervention publique sont concernés : la culture, l'éducation, les transports collectifs, le logement, etc. Sachant qu'en outre les catégories sociales défavorisées sont celles qui sont les plus affectées par le tabagisme, leur décès prématuré ou leur impossibilité de profiter de ces services publics en raison de maladies incapacitantes, engendrera des économies substantielles pour l'État. Un fumeur décédé, c'est autant d'allocations familiales,

---

[229] « Le juste prix du paquet de cigarettes : 13 euros », *Le Figaro*, 23 mars 2015 (www.lefigaro.fr/conso/2015/03/23/05007-20150323ARTFIG00142-le-juste-prix-du-paquet-de-cigarettes-13-euros.php).

autant d'allocations logement en moins. Ramené à la prévalence tabagique, 150 fumeurs morts, c'est un bus en moins à financer par les autorités publiques. Mais ce débat pour évaluer le vrai coût du tabagisme est sans fin et confine à l'absurde. Prenons un peu de hauteur : il n'y a pas de « vrai » coût du tabagisme, tout est lié à la perspective de l'observateur et à ses perspectives. Et c'est précisément là que l'on peut trouver une explication économique de l'absence de volonté du décideur à véritablement combattre le tabagisme et à promouvoir des outils aussi efficaces que la vape.

En effet, les raisonnements évoqués ci-dessus sont des raisonnements économiques ; or, expliquer les choix politiques à partir de raisonnements économiques, c'est oublier que les décideurs sont des politiques et donc que leur lecture de l'économie et des finances est politique avant tout. Autrement dit, elle est fondée sur le court terme et sur la visibilité. Or, les coûts du tabagisme pour les finances publiques n'apparaissent pas dans les livres de comptes. C'est un coût invisible. Il n'y a pas de ligne comptable dans le budget annuel de l'État qui serait par exemple dédiée au coût du cancer du poumon. Les coûts des dépenses liées au tabagisme sont dilués dans les budgets de plusieurs ministères (santé, recherche, finances…). Ils sont également difficiles à évaluer car souvent multifactoriels et probabilistes. De plus, ils contiennent des logiques pluriannuelles qui dépassent largement l'horizon politique des décideurs. À l'inverse, les rentrées d'argent associées au tabagisme, c'est-à-dire les taxes, sont aisément quantifiables avec certitude, anticipables et visibles dans les comptes publics puisqu'elles figurent dans des lignes budgétaires dédiées. Dans une logique purement politique, la seule chose qui compte dans les comptes, c'est ce que l'on voit et que l'on peut mesurer.

C'est ce qui va permettre de bâtir un budget plus ou moins à l'équilibre chaque année. Ce qui « compte » dans les comptes, ce sont donc les rentrées d'argent liées aux taxes. Dans cette logique schizophrénique, on comprend qu'il n'y a pas d'intérêt à réduire trop brutalement le nombre de fumeurs, notamment en promouvant la vape qui semble la méthode la plus efficace. D'un côté, les effets positifs sur les comptes publics ne seraient perceptibles qu'à long terme et resteraient en partie hypothétiques. D'un autre, l'effet négatif d'une baisse du tabagisme sur les comptes publics serait immédiat et certain. L'un de nos confrères s'est livré récemment à un rapide calcul qui vient appuyer un peu plus encore cette interprétation : « Si je prends mon exemple personnel, vu ma consommation [de produits du vapotage] je dépense maxi 50 € par mois, soit 10 € pour l'État (20 % de TVA). Forcément, si je fumais encore (1 paquet par jour), ça serait vingt-cinq fois plus [pour l'État], soit 253 € (84,4 % du prix)[230]. »

Tant qu'en France les politiques publiques de lutte contre le tabagisme seront motivées par la politique plus que par des valeurs de santé, la vape ne pourra pas compter sur un soutien ferme de la part du gouvernement.

5.2. La peur du risque politique

En contradiction et en réponse à l'utilité du tabagisme pour les finances publiques, un argument récurrent des associations de santé publique en faveur de leur cause est qu'une amélioration

[230] Béziau, Sébastien, « Non, ce n'est pas l'industrie du tabac qui "ruine" les fumeurs ! », Vapyou.com, 9 janvier 2023 (https://www.vapyou.com/nouvelle-campagne-de-pub-anti-tabac/).

du bien-être de la population contribuerait nettement à une amélioration des ressources économiques du pays ou du territoire concerné. On vient de le dire, le coût collectif (en plus du coût individuel) du tabagisme est ainsi régulièrement mis en avant par toutes les associations de lutte contre le tabagisme. Il en va de même pour celles qui luttent contre l'obésité, les perturbateurs endocriniens ou encore pour la santé environnementale. Cette économicisation des enjeux de santé a même été l'un des deux arguments phares déployés par la Commission européenne pour justifier son immixtion dans les questions de santé, au cours des années 1990[231]. Elle démontrait qu'elle devait jouer un rôle en santé publique car il y avait un lien plus ou moins direct avec la libre circulation des produits de santé, des professionnels de santé, des patients et des problèmes de santé, mais aussi et surtout (pour ce qui nous concerne ici) pour contribuer au développement économique de l'Union européenne. La logique est la suivante et se déploie en deux temps. D'abord, si la population est moins affectée par des problèmes de santé elle sera moins absente au travail ou, si cela ne l'empêche pas complètement de travailler, elle sera tout de même plus productive. Qui plus est, si la population est en meilleure santé, elle sera capable d'être productive au travail plus longtemps ; ce qui pourrait contribuer à atténuer le problème du financement des retraites par répartition. En parodiant Juvénal, on pourrait dire : « Un travailleur sain dans un corps sain. » Ensuite, si la population est en meilleure santé, on pourra réduire la contribution des salariés et des entreprises à l'assurance-maladie publique ou le besoin de

[231] Guigner, Sébastien, « L'odyssée de l'administration européenne de la santé : la quête d'un leadership », *Politique européenne*, n° 11, 2003/3, p. 31-56 (www.cairn.info/revue-politique-europeenne-2003-3-page-31.htm).

complémentaires santé ; ce qui renforcera la capacité d'investissement des entreprises et le pouvoir d'achat des ménages. *In fine,* le PIB européen se portera mieux, donc l'emploi. Enfin, une population en meilleure santé a le potentiel de réduire considérablement la dépense publique et donc le déficit qui pèse sur les ménages, les entreprises et les institutions publiques. Moins de malades, c'est moins de médecins à former, moins d'hôpitaux à financer ; c'est donc plus de capacité de financement pour les autorités publiques, notamment pour la culture, l'éducation, la police, la justice, la lutte contre le dérèglement climatique, et donc, cercle vertueux, un meilleur bien-être général de la population et moins de problèmes de santé.

Alors pourquoi les politiques de santé publiques sont-elles si frileuses ? Pourquoi le tabac n'est-il pas interdit ? Pourquoi ne prend-on pas le problème à bras-le-corps (comme, d'ailleurs, pour d'autres problèmes de santé publique) ? Pourquoi la vape (dont l'intérêt est incontestable si tant est que l'on soit un minimum de bonne foi) n'est-elle pas valorisée pour accompagner une phase de transition vers la fin du tabagisme ? Pourquoi la vape est-elle malmenée en France alors que la preuve expérientielle dont nous parlions plus tôt (cf. chapitre 2) est évidente pour trois des plus hauts personnages de l'État, tous vapoteurs, dont la Première ministre, un ministre du Budget et un porte-parole du gouvernement, ancien ministre de la Santé ? On peut apporter deux réponses complémentaires à cette question qui sont toutes deux liées au risque politique qu'engendrent des décisions courageuses en matière de santé. Les plus vieux d'entre nous font peut-être partie de ceux qui ont été bercés par *Pour l'amour du risque* ; les plus jeunes ne comprendront pas cette honteuse référence, mais ils baignent à coup sûr dans une période où domine le désamour du risque, la peur du risque politique.

LA NON-RENTABILITE POLITIQUE DE LA SANTE PUBLIQUE

Une première réponse tient à la non-rentabilité des politiques de santé publique. Il ne s'agit pas ici de rentabilité économique, mais de rentabilité politique. Une mesure de santé publique vise très souvent à modifier les modes de vie des individus. Par la réglementation, par la taxation et par la production de messages sur les bonnes pratiques qui stigmatisent les comportements contraires, les mesures de santé publique produisent des contraintes sur les individus mais, dans le même temps, elles produisent des bénéfices invisibles, et donc inexploitables politiquement.

Interdire de fumer dans les lieux publics, inciter à manger plus de fruits, à mettre un préservatif, à faire plus d'activités physiques, etc., c'est vous obliger à changer vos habitudes ; des habitudes qui vous procurent un plaisir. La contrainte est immédiate et perceptible. Vous ne pouvez plus être celui que vous étiez avant, et vous vous en rendez compte. En revanche, le bénéfice individuel de ces mesures est quasiment invisible. Il y a une manifestation physique évidente de la maladie, ce n'est pas le cas de la bonne santé puisque c'est la situation « normale ». L'individu perçoit matériellement la contrainte qui pèse sur lui, mais il ne peut pas « voir » le gain qu'il en tire. Par ailleurs, le risque, même s'il est démontré, n'est qu'hypothétique, probabiliste. Or, comme lorsqu'on joue au loto, on a tendance à s'auto-situer du bon côté de la probabilité pour éviter les dissonances cognitives (pourquoi fumer si l'on est convaincu que l'on va en souffrir, pourquoi jouer au loto si l'on est convaincu que l'on va perdre ?). Sauf à être hypocondriaque, on estime que ce seront les autres qui seront malades. Collectivement, c'est pire encore. L'effet des politiques de santé publique est diffus et se produit uniquement sur le long terme. D'une part, il est peu probable que tous les individus modifient leur comportement de la même manière et au même moment. D'autre part, les comportements passés produisent une inertie qui rend imperceptible l'effet des mesures de santé publique. Ce n'est pas parce que tout le monde s'arrêterait de fumer demain que le nombre de cancer du poumon baisserait demain. Le corps a accumulé des tares qu'il paiera plus tard, même si le mode de vie est devenu exemplaire. Ce n'est qu'après plusieurs années que l'on pourra mesurer un effet collectif d'une cessation totale du tabagisme.

En somme, comme on l'a dit plus haut le temps de la santé publique est un temps long. Or, le temps politique est un temps court. L'acteur politique raisonne le plus souvent en fonction de la durée de son mandat. Partant du principe que l'acteur politique souhaite être réélu (ou permettre la réélection de son camp, si lui ne se représente pas devant les électeurs), il doit être en mesure de montrer les effets de ses politiques lors de sa campagne de réélection. Ceci n'est pas possible avec la santé publique. Au moment de voter, l'électeur sera en mesure d'identifier les contraintes que le candidat a fait peser sur lui mais il ne sera pas en mesure d'identifier les effets positifs à titre individuel ou collectif de ces contraintes et l'acteur politique ne sera pas en mesure de le lui prouver. Quand bien même il serait possible de démontrer l'effet collectif à temps, cela resterait un effet diffus. Le raisonnement le plus fréquent de l'électeur serait le suivant : « On me dit que le taux de tabagisme a baissé, que les cancers du poumon sont de moins en moins nombreux, mais cela me fait une belle jambe, moi j'ai un cancer du poumon, ou je connais quelqu'un qui en a un. » Majoritairement, on vote d'abord en fonction de sa situation personnelle plutôt qu'en fonction d'enjeux collectifs.

Il est un autre raisonnement de l'électeur, évidemment connu des décideurs politiques, qui est clé pour comprendre les réticences à engager de vraies actions de santé publique, notamment contre le tabagisme : la motivation du vote est principalement négative ; c'est-à-dire que l'on vote d'abord pour sanctionner plutôt que pour récompenser. Cela signifie que ceux qui auraient subi les mesures de santé publique, ceux qui se seraient sentis contraints ou privés par elles, seraient particulièrement enclins à aller voter contre ceux qui les leur ont imposées, d'autant plus que leurs effets positifs sont très peu perceptibles, comme nous venons de le dire. Dans le même temps, ceux qui, pour une raison ou une autre, percevraient les effets positifs de telles mesures, n'iraient pas nécessairement récompenser les décideurs politiques dans les urnes. Lorsque vous êtes élu et que vous comptez le rester (ce qui est, de loin, la norme), vous n'avez donc aucun intérêt politique à faire de la santé publique ; ce n'est pas valorisant, bien au contraire. Lorsque vous êtes un fonctionnaire avec un réel pouvoir de décision, vous connaissez ces logiques et votre carrière dépend en grande partie des élus, même lorsque vous êtes issu des grands corps ; donc vous veillez à ne pas trop en faire, à ne pas trop pousser l'élu à prendre des décisions qu'il sait contre-productive politiquement. L'augmentation régulière des prix du tabac et les diverses interdictions adoptées pour lutter contre le tabagisme (interdiction de fumer dans les lieux publics, interdiction de vente des cigarettes « *lights* », etc.) semblent infirmer ces analyses. Mais pas vraiment. Certes, ces mesures créent une contrainte perceptible et immédiate ; seulement, elles ne sont plus perçues comme négatives dans la population générale, ni même par une partie des fumeurs. À travers le temps, il est devenu « normal » de contraindre cette population spécifique qui fait peser un coût sur l'ensemble de la société en toute connaissance de cause. À l'instar de ce que montre Walter Lippmann dans son ouvrage fondateur sur la fabrique du consentement, la multiplication de ce type de mesures et des discours les accompagnant, diffusés par des « experts » et relayés par les médias, ont contribué à stigmatiser les fumeurs, favorisant l'acceptabilité sociale de la contrainte[232].

Toujours est-il que cette appréhension de la santé publique explique en grande partie la survalorisation des soins par rapport à la prévention. Si l'on résume à gros trait, il y a deux grands types de politiques de santé : celles qui visent à agir sur la santé une fois que les problèmes de santé se sont manifestés sur l'individu (i. e., les politiques relatives au soin) et celles qui visent à agir sur la santé avant que le problème de santé soit advenu (i. e., les politiques relatives à la prévention, que l'on qualifie aussi parfois de politiques de santé publique). Dans bon nombre de pays, et notamment en France, l'attention politique et la part du budget des politiques de santé consacrées aux soins sont considérablement plus élevées que celles consacrées à la prévention. Les raisons sont multiples. Il y a bien sûr des raisons techniques, à commencer par le matériel médical qui coûte cher. Il y a aussi une tendance liée aux velléités du corps médical et à ses hiérarchies. La santé publique est une discipline peu noble dans le corps médical : il est plus valorisant pour l'ego de sauver la vie de quelqu'un sur le point de mourir ou de

[232] Lippmann, Walter, *Public Opinion*, Harcourt, Brace & Co., 1922.

soulager quelqu'un qui souffre d'atroces douleurs, que de permettre d'éviter que quelqu'un de non identifié tombe éventuellement malade un jour. *Urgences, Dr House, Grey's Anatomy, Médecins de nuit, Chicago Med*, les héros de ces séries médicales sont-ils des médecins de santé publique ? George Clooney serait-il devenu un sex-symbol s'il avait été addictologue plutôt que pédiatre dans *Urgences* ?

Surtout, pour comprendre la faible incitation pour les décideurs politiques à soutenir la vape, il faut aussi comprendre que les soins sont politiquement rentables. La logique est exactement inverse à celle de la prévention. Lorsque l'on est malade, le problème est visible alors que pour la prévention, le problème de santé n'est pas visible, il n'est pas encore déclaré et est seulement hypothétique. On attend donc une réponse des autorités publiques puisque leur rôle dans la logique du contrat social est de garantir la survie de l'individu. Quand vous êtes malade, vous le savez, quand vous êtes guéri aussi ; si vous devez attendre six mois pour une consultation ou une intervention, vous le voyez ; si l'équipe médicale se plaint du matériel défaillant ou si la chambre ou vous êtes hospitalisé est vétuste, vous le saurez ; si le coût des soins est élevé, vous vous en apercevrez et le décideur politique devra rendre des comptes. Il a intérêt à agir car le problème de santé et les effets de la politique de soin sont perceptibles par l'individu à court terme. Dans la logique de vote évoquée plus haut, agir ne rapportera pas forcément énormément de points au décideur politique mais ne pas agir lui en fera perdre à coup sûr. Une politique de santé centrée sur les soins est donc politiquement utile, voire rentable, alors qu'une politique de prévention ne l'est pas. Sous couvert de maintenir une égalité d'accès républicaine, ce n'est pas un hasard si l'État s'est départi de ses compétences en santé publique au profit de l'UE, des collectivités territoriales et des associations alors qu'il conserve férocement sa souveraineté en matière de soins. C'est là qu'il trouve sa légitimité.

En résumé, dans une logique purement politique, mieux vaut des citoyens malades qu'en bonne santé. Mieux vaut un fumeur que l'on finit par soigner qu'un vapoteur qui n'aura pas recours aux soins. On comprend ainsi mieux pourquoi les autorités de santé les plus proches du politique sont celles qui sont les plus prudentes avec la vape. On comprend mieux pourquoi la HAS* et le HCSP* se montrent plus réservés que l'Académie nationale de médecine*. On comprend mieux pourquoi les praticiens « prescrivent » fréquemment la vape et entretiennent des relations avec nous pour améliorer leur information et nous faire remonter les leurs pour que nous ajustions notre démarche. Et on comprend mieux pourquoi ces acteurs de terrain veulent souvent que ces relations restent discrètes.

La bonne sante, le graal moderne

La peur politique de soutenir la vape, voire l'opposition exprimée à la vape, sont aussi liées à la crainte de l'échec et à la valeur attribuée à la santé dans la société. La santé, question éminemment individuelle, voire intime, a nettement investi l'espace public depuis une trentaine d'années[233]. Mais les questions de santé ne se sont pas contentées de faire irruption dans la distribution en représentation sur la scène publique ; elles y jouent l'un des rôles principaux et cela bien avant que la

[233] Guigner, Sébastien, « L'institutionnalisation d'un espace européen de la santé », thèse de doctorat en science politique, 2008.

pandémie du coronavirus ne monopolise l'attention. Aussi, entre 1988 et 1997, aux États-Unis par exemple, la santé se plaçait au troisième rang en termes de visibilité des problèmes traités par l'information télévisée, derrière la criminalité et l'économie[234]. De même, en France, la santé (qui a longtemps été uniquement abordée sous forme de chroniques dans des émissions généralistes) bénéficie désormais d'émissions de radio et de télévision qui lui sont totalement consacrées. La presse, elle aussi, amplifie et systématise son traitement du thème Santé. Par exemple, alors que dans le courant des années 1970, le journal *Le Monde* ne consacrait à la santé qu'une chronique toutes les deux semaines, « moins de vingt ans plus tard, la page Santé est quotidienne et comporte plusieurs articles[235] ». Au-delà de ces données quantitatives, le même auteur relève une évolution qualitative dans la plupart des quotidiens. Celle-ci accroît encore la visibilité de la santé dans l'espace public. En effet, auparavant abordée sous l'angle scientifique, médical, la santé l'est désormais comme « problème de société, avec ses multiples composantes, éthiques, économiques, politiques, administratives, sociales ». Si l'on se fie au plus grand sondage jamais réalisé, la santé, tête d'affiche de la pièce qui se joue sur la scène publique, est également une obsession des individus, la première préoccupation de la population mondiale[236]. Ce sondage est ancien mais rien ne porte à croire que les choses aient changé.

---

[234] Gerstlé, Jacques, « La santé dans l'agenda. Le médiatique, le public et le politique », *in* Mathien, Michel (dir.), *Médias Santé Politique*, L'Harmattan, 2000.

[235] Girard, Jean-François, *Quand la Santé devient publique*, Hachette, 1998, p. 106-107.

[236] Spogárd, René et Meril, James, « *Governance and Democracy — the People's view: A global opinion poll* », Gallup international, 1999.

A priori, quoi de plus naturel ? La santé est affaire de vie et de mort.

Il ne faut toutefois pas se méprendre. Le souci de *la* santé et de *sa* santé n'est pas immanent à la condition humaine. La place actuelle de la santé dans les espaces publics et privés est le fruit de processus historiques, philosophiques, politiques et sociologiques séculaires qui ont permis de connaître la santé et donc de la désirer. De fait, pour reprendre l'aphorisme d'Ovide, « nul ne désire ce qu'il ne connaît pas ». Seulement, depuis une vingtaine d'années, des phénomènes fortuits aussi disparates que les nouvelles épidémies, l'accélération du développement technologique, la crise économique ou l'évolution du champ journalistique vers la scandalisation, ont hâté et amplifié le mouvement de telle façon que l'on peut considérer qu'en Occident, « la recherche de la santé est devenue le facteur pathogène prédominant[237] » et un facteur majeur d'inertie.

Comprendre ce phénomène et les réticences qui existent du côté des institutionnels à soutenir la solution novatrice qu'est la vape, impose un détour historique. Si l'on détaille quelque peu, l'apparition des principes humanistes au xive siècle constitua un préalable fondamental à l'émancipation de la santé dans les sphères privées et publiques. Le corps n'apparaît alors plus uniquement comme l'étui méprisable et nécessairement souffrant d'une âme qui serait le seul élément des individus méritant d'être entretenu. Le déclin des idées de péché originel et de salut métaphysique permet au corps de devenir le partenaire essentiel de l'âme dans une vie terrestre réhabilitée. Ce préalable posé, le chemin fut encore long avant de voir la santé occuper le devant de la scène. Au fil d'un long processus

---

237 Illich, Ivan, « L'obsession de la santé parfaite », *Le Monde diplomatique*, mars 1999, p. 28 (www.monde-diplomatique.fr/1999/03/ILLICH/2855).

de civilisation, les attitudes corporelles, l'apparence physique et l'hygiène sont devenues des marques de position sociale. Les premières actions d'hygiène individuelle apparaissent dans ce cadre à la fin du Moyen Âge et se diffusent peu à peu dans toute la société par imitation entre couches sociales, les plus basses voulant ressembler à celles qui sont au-dessus d'elles car elles les valorisent. Leurs formes plus contemporaines, qui renvoient souvent à de nouvelles habitudes alimentaires (véganisme, flexitarisme, etc.), procèdent exactement des mêmes logiques d'apparition et de diffusion, même si elles sont généralement officiellement motivées par des causes plus nobles que le souci de soi et d'auto-valorisation, comme la préservation des ressources de la planète. Peu à peu donc, la santé devient une préoccupation pour l'ensemble de la population. En effet, dès la fin du xviiie siècle, avec le capitalisme naissant et le développement économique, « la mort commence à ne plus harceler la vie[238] » comme l'écrivait Foucault. Les grandes famines ne sont plus, la très grande pauvreté décline, ainsi que les risques sanitaires qui y sont attachés. La mort n'étant plus nécessairement imminente, se crée alors un espace de liberté pour la vie. Et le même auteur de conclure : « L'homme occidental apprend peu à peu ce que c'est que [d'avoir] des probabilités de vie, une santé individuelle et collective […]. » C'est parce que l'homme s'envisage dans le futur qu'il ressent le besoin de prendre soin de sa santé, sans laquelle il ne saurait y avoir de futur. De fait, « prendre soin de sa santé dans la routine ordinaire est plus rationnel quand l'espérance de vie est élevée que quand elle est basse. La probabilité croissante de vivre longtemps et en bonne santé a sensibilisé les individus aux

---

[238] Foucault, Michel, *Histoire de la sexualité*, tome 1 : *La Volonté de savoir*, Gallimard, 1976, p. 187.

discours de l'autorité médicale et les a amenés à gérer leur vie selon les préceptes de l'hygiène[239] ». En parallèle, le pouvoir connaît une évolution majeure. Longtemps, le pouvoir du souverain s'est caractérisé par son droit « de *faire* mourir ou de *laisser* vivre » pour citer à nouveau Foucault[240]. À partir du xviie siècle se substitue à ce droit « un pouvoir de *faire* vivre ou de *rejeter* dans la mort » qui consiste à maîtriser les processus biologiques de la vie. À l'époque, la priorité de cette biopolitique n'était pas philanthropique ; il convenait d'agir sur la vie et la santé de la population dans la mesure où celle-ci constitue non seulement l'État et un moyen de sa défense, mais aussi une ressource économique.

Ces deux processus vont alors s'alimenter mutuellement et produire une quête de santé exponentielle : les politiques de santé peuvent être considérées comme une réponse aux exigences nées du processus de civilisation des mœurs, cependant que l'efficacité des dispositifs et institutions de santé alimente l'espérance de vie et la possibilité de s'imaginer un futur. Au xxe siècle, la croissance économique et les progrès scientifiques et technologiques ont encore augmenté la qualité et la durée de vie à un rythme soutenu. Les exigences des individus envers leur état de santé s'accroissent alors de façon conséquente, en même temps que les politiques destinées à les satisfaire. Si bien que la santé est peu à peu devenue un objectif que chacun *doit* atteindre et un objectif qui *peut* être atteint s'il est poursuivi avec méthode. La bonne santé est ainsi devenue la norme ; la meilleure santé, un objectif sans limite ; et la

---

239 Goudsblom, Johan, « Les grandes épidémies et la civilisation des mœurs », *Actes de la recherche en sciences sociales*, n° 68, 1987, p. 3-14 (www.persee.fr/doc/arss_0335-5322_1987_num_68_1_2370).

240 Foucault, Michel, *Histoire de la sexualité*, tome 1 : *La Volonté de savoir*, *op. cit.*, p. 178 et 181.

mauvaise santé, une erreur et non une fatalité. La quête de l'absence de souffrance est devenue insatiable et incontestable, au point de nous rendre malade. Ce qui aurait dû être un plaisir est devenu une souffrance[241].

Or, toujours selon Foucault, le contrôle de la vie entrepris par le pouvoir va commencer à lui échapper dès le xixe siècle. « Les termes du problème s'inversent : le concept de l'État au service de l'individu en bonne santé se substitue au concept de l'individu en bonne santé au service de l'État[242]. » Le droit de faire vivre dont disposait le souverain devient un droit à la vie pour le citoyen et devoir pour les autorités publiques. Aujourd'hui, si la santé et les politiques de santé sont une ressource clé de la légitimité politique, elles sont aussi une source puissante de délégitimation pour ces mêmes pouvoirs. L'État qui avait à l'origine, pour socle principal, d'assurer la sécurité des citoyens, a désormais pour socle principal la préservation de la santé. Il est jugé sur ce point, au sens propre. Le 10 septembre 2021, Agnès Buzyn, ex-ministre de la Santé, a été mise en examen par la Cour de justice de la République pour « mise en danger de la vie d'autrui » et placée sous le statut de témoin assisté pour « abstention volontaire de prendre les mesures propres à combattre un sinistre ». Cela a soulevé l'indignation chez une bonne partie de la classe politique qui a dénoncé une judiciarisation de la vie politique car, cette fois, il ne s'agissait pas d'une affaire de recel, d'escroquerie, de prise illégale d'intérêt ou de corruption, mais d'un choix de politique publique. Ce n'est pas un hasard si c'est une politique de santé qui est concernée. Cela tient à la valeur morale accordée à la

---

[241] Guigner, Sébastien, « L'institutionnalisation d'un espace européen de la santé », *op.cit.*

[242] Foucault, Michel, *Dits et écrits (1954-1988)*, Gallimard, 2001, p. 41.

santé que nous venons d'expliquer. D'ailleurs, à l'origine, la Cour de justice de la République (qui est rarement saisie) a été créée pour juger une affaire de santé – l'affaire du sang contaminé. Ce domaine est donc observé comme aucun par l'œil (ou le tribunal) médiatique, l'œil du public et l'œil juridique. Les décideurs politiques risquent gros à mal faire. Lorsqu'ils sont confrontés à un problème de santé publique déjà bien identifié, comme le tabagisme, qu'il existe des solutions mises en œuvre vantées par toute une industrie, une galaxie associative et des praticiens pragmatiques, que les solutions sont ancrées dans les esprits depuis des décennies et produisent quelques résultats, même maigres, quel intérêt les décideurs politiques ont-ils à prendre un risque, fût-il infime, en proposant une nouvelle solution ? Ils ont tout intérêt à s'appliquer à eux-mêmes le principe de précaution dévoyé : se protéger en ne changeant pas les habitudes et en ne promouvant pas la vape.

En résumé, la frilosité des décideurs politiques à soutenir la vape s'explique par le rapport dissymétrique entre les gains et les pertes de légitimité politique liés à la santé et aux politiques de santé. La santé, largement considérée comme un domaine naturel d'intervention politique, offre en effet une prise particulière aux crises, affaires et autres scandales, parce qu'elles mobilisent les peurs les plus incontrôlables, parce qu'il est normal que la santé soit bonne mais anormal qu'elle ne le soit pas. Dans la mesure où la préservation de la santé est considérée comme l'impératif primordial, la seule valeur universelle, elle ne souffre aucune limite, aucune exception, aucune erreur. Cette quête impossible produit des effets pervers, au premier rang desquels l'immobilisme politique motivé par la peur de mal faire. Cette pusillanimité, cette peur politique si nocive à la vape est d'autant plus solidement installée qu'elle est alimentée et renforcée par les fausses incertitudes à propos des effets de la vape, par la posture antivape de certaines organisations publiques et associatives chargées de lutter contre le tabagisme, ainsi que par l'écho que les médias leur donnent.

CONCLUSION

Resister a la contre-revolution

À la veille de la publication de ce livre, les chiffres sont tombés, le tabagisme ne baisse plus en France et reste à un niveau élevé[243]. Dans ce contexte, Santé publique France annonce qu'en 2023 elle « rediffusera sa campagne mettant en lumière le moment de bascule vers l'arrêt du tabac pour dédramatiser le passage à l'acte et inciter les fumeurs à faire une tentative d'arrêt. Elle se fonde sur des témoignages vidéo d'anciens fumeurs ou de fumeurs en cours d'arrêt. Cette campagne s'appuie sur des leviers essentiels pour atteindre les personnes à qui elle s'adresse : situations ancrées dans la vie quotidienne, témoignages filmés une communication de proximité et un dispositif multicanal (vidéos en digital, sur les réseaux sociaux, affichage de proximité, et une opération spéciale en TV/Radio). Sur un ton réaliste et authentique, elle valorise la diversité des solutions d'arrêt et incite à demander de l'aide auprès d'un médecin, d'un pharmacien, d'un professionnel de Tabac info service au 39 89, pour être

[243] Pasquereau, Anne, Guignard, Romain, Andler, Raphaël, Gautier, Arnaud *et al.*, « Bulletin épidémiologique hebdomadaire », n° 26, *Santé publique France*, 13 décembre 2022 (www.santepubliquefrance.fr/docs/bulletin-epidemiologique-hebdomadaire-13-decembre-2022-n-26).

accompagné dans sa démarche[244] ». La vape fera-t-elle partie de la diversité des solutions d'arrêt promues ? On peut tristement en douter. Effectivement, alors que quantité de données probantes et concordantes existent déjà, on continue de douter de la vape, on ne cesse de lui demander de faire la preuve de son innocuité. On trouve toujours une nouvelle étude contradictoire ou une nouvelle question inquiétante à poser. Et c'est cette étude ou cette question, parfois biaisée, qui sera savamment mise en avant par les idéologues antivapes. Leurs communiqués seront repris massivement dans les médias, soumis à la logique sensationnaliste à l'œuvre dans leur champ, et d'autant plus dans le domaine de la santé où la charge émotionnelle est à son comble. Il faudra alors du courage aux décideurs concernés pour ne pas entretenir le cercle vicieux, à travers l'adoption de mesures antivapes. Mais il n'est pas impossible de briser le cercle de la désinformation antivape. En écrivant ce livre, nous avons voulu identifier les problèmes ; et, en l'occurrence, identifier les problèmes c'est déjà contribuer à les résoudre. Chacun peut désormais décrypter les faits alternatifs proposés par les antivapes, les demi-vérités, les stratégies retorses et contribuer à les rendre visibles. Désormais nul ne peut plus prétendre qu'il ne pouvait pas savoir pour justifier ses tergiversations et ses réticences à l'encontre de la vape.

[244] Santé publique France, « L'interruption de la baisse de la prévalence du tabagisme se confirme en 2021 », 13 décembre 2022 (www.santepubliquefrance.fr/presse/2022/l-interruption-de-la-baisse-de-la-prevalence-du-tabagisme-se-confirme-en-2021#:~:text=Selon%20les%20donn%C3%A9es%20issues%20du,2019%20(30%2C4%20%25).

SE DETOURNER DE LA CHIMERE DE LA CERTITUDE

Pour briser le cercle de la désinformation, il faut être conscient que la course à la connaissance peut produire de l'ignorance. La quête de savoir scientifique devient une version moderne du tonneau des Danaïdes lorsque l'on confond vérité et certitude. Oui, la science est la vérité. Oui, la science doit éclairer les décisions publiques et personnelles. Mais la vérité n'est pas la certitude. Nous ne disons pas cela contre la science ; nous sommes de formation scientifique et nous l'utilisons au quotidien. Mais la science est contestable. La loi de Gibson, née des sempiternels conflits d'experts dans la décision publique et les batailles juridiques, veut d'ailleurs que, pour un scientifique, il en existera toujours un qui lui sera opposé. Le fait que la science puisse être contestée est même l'un de ses éléments de définition, selon les philosophes des sciences. Le moteur de la science est le scepticisme. Ses plus grandes avancées se font en infirmant des interprétations qui étaient elles-mêmes auparavant des vérités scientifiques (la relativité générale succède à la gravitation universelle ; la théorie des germes à celle de la génération spontanée, etc.). Seule la religion est infalsifiable ; la certitude n'existe que dans la foi. C'est bien là le problème posé par les antivapes : leurs propres certitudes et leur exigence de certitude. Cette exigence irrationnelle est d'ailleurs au cœur des raisonnements complotistes ; elle permet de n'avoir jamais tort en faisant en sorte que l'autre n'ait jamais totalement raison. L'exigence de certitude est donc aussi parfois stratégique. La demande de certitude est une stratégie de lobbying ; aujourd'hui mobilisée par les antivapes, elle a paradoxalement fait la force de l'industrie du tabac. En soulignant la nécessité de décisions fondées sur des preuves tout en érigeant la valeur de preuve à un niveau inatteignable, ce secteur a retardé de plusieurs dizaines d'années l'adoption de politiques de lutte contre le tabagisme car la certitude absolue n'existe pas. Les décisions doivent se fonder sur un faisceau d'indices et non sur une illusoire certitude. Briser le cercle de la désinformation, c'est également accepter que l'information ne puisse pas être pure et parfaite et que, bien qu'éclairés par la raison, les choix effectués dépendent aussi nécessairement de valeurs, que ce soient les choix effectués par les individus pour eux-mêmes ou ceux effectués par des décideurs pour le collectif.

Accorder une place au terrain

Puisqu'il est souvent vain de vouloir trancher uniquement à partir d'avis purement scientifiques, briser le cercle de la désinformation c'est aussi intégrer d'autres informations dans la prise de décision. Dans son rapport sur la défiance vis-à-vis de l'action publique[245], France Stratégie faisait la suggestion d'élargir la notion d'expertise pour disposer d'une pluralité de savoirs ; non pas pour remplacer la science, mais pour compléter et affiner ses apports. Revaloriser ces savoirs dits « profanes », c'est-à-dire ceux des usagers, des industriels et des praticiens, serait utile pour inscrire les débats scientifiques dans le réel des pratiques, ainsi que pour améliorer l'acceptabilité des décisions. *In fine*, les choix effectués seraient plus pertinents. Il y a une dizaine d'années, lors de notre entrée dans le secteur de la vape, les médecins praticiens avec lesquels nous échangions

[245] Agacinski, Daniel, « Expertise et démocratie. Faire avec la défiance », France Stratégie, 14 décembre 2018 (www.strategie.gouv.fr/publications/expertise-democratie-faire-defiance).

émettaient de sérieux doutes sur l'innocuité de la vape. Ce n'est plus le cas aujourd'hui. Au contraire, désormais une majorité d'entre eux plébiscite la vape pour aider leurs patients fumeurs à lutter contre leur tabagisme. Pourquoi ? Ce n'est pas parce que les risques sont plus faibles aujourd'hui. Ce n'est pas parce qu'un consensus émerge de la littérature scientifique sur le sujet. Ce n'est pas non plus parce qu'ils sont mieux informés par les institutions, loin de là. C'est parce qu'ils constatent, quotidiennement, l'efficacité de la vape dans le sevrage tabagique de nombreux fumeurs. C'est aussi parce qu'ils remarquent l'amélioration de l'état de santé de leurs patients devenus anciens fumeurs. Ils font une observation empirique que leur raisonnement scientifique ne peut ignorer ; observation confortée par la littérature qui regorge de publications observationnelles indiquant une faible nocivité absolue de la vape et une nocivité infiniment moindre que celle du tabagisme. Les institutions, elles, rejettent ces observations ainsi que les études « provapes », au nom d'un formalisme scientifique totalement inadapté à l'analyse des effets des pratiques de la vape. Rarement le décalage aura été aussi grand entre les avis et pratiques des acteurs de terrain et les recommandations émises par les institutions de santé et les associations qui les influencent.

FAIRE TOURNER LES MOULINS

Nous avons introduit ce livre par une expression : « Quand souffle le vent du changement, certains construisent des murs, d'autres des moulins. » Au terme de ce livre, on comprend mieux comment les murs sont construits. On comprend mieux pourquoi la vape continue d'être constamment l'objet d'attaques, malgré les milliers d'études scientifiques rassurantes, malgré les milliers de témoignages de vapoteurs, malgré les prises de position favorables de multiples agences de santé indépendantes et étatiques, malgré les discours positifs de la grande majorité des praticiens de santé, addictologues, cancérologues, pneumologues, généralistes, etc. Si, parfois, elle est effectivement indéfendable, gardons-nous toutefois de caricaturer cette opposition et de dénigrer tous les opposants. Les raisons des réticences exprimées à l'encontre de la vape sont complexes ; elles interagissent entre elles, tendent à s'alimenter mutuellement et ont parfois des fondements profonds qui sont compréhensibles.

Cet éclairage de la face cachée des antivapes fera, on l'espère, tomber de leur piédestal les opposants malveillants à la vape. Mais ces opposants malhonnêtes et déterminés sont loin d'être les plus nombreux. La contre-révolution antivape repose bien plus sur des acteurs passifs ou mollement opposés. Au fond, ils ne sont pas contre ; ils ont simplement peur d'être pour. Par manque d'intérêt, manque de ressource, manque de compétence, par facilité, par habitude, par contrainte objective, par peur légitime, ces acteurs vont parfois se faire le relais bien involontaire des farouches antivapes. Professionnels de santé, décideurs publics, associations de lutte contre le tabagisme, parents, ne nous trompons pas d'ennemi. Gageons que l'éclairage de la face cachée des antivapes ne sera aveuglant que pour une minorité et sera, au contraire, pour la majorité, l'occasion de découvrir de nouveaux chemins, de construire des moulins pour exploiter le souffle de la vape.

BIBLIOGRAPHIE

La présente bibliographie est ordonnée selon les différentes catégories de sources : scientifiques, institutionnelles, associatives, médiatiques, et autres.

Sources scientifiques

Adriaens, Karolien, Van Gucht, Dinska, Declerck, Paul et Baeyens, Frank, « *Effectiveness of the Electronic Cigarette: An EightWeek Flemish Study with Six-Month Follow-up on Smoking Reduction, Craving and Experienced Benefits and Complaints* », *International Journal of Environmental Research and Public Health*, vol. 11, n° 11, 29 octobre 2014, p. 11220-11248.

Allen, Joseph G., Flanigan, Skye S., LeBlanc Mallory, Vallarino, Jose, *et al.*, « *Flavoring chemicals in e-cigarettes: diacetyl, 2,3-pentanedione, and acetoin in a sample of 51 products, including fruit-, candy-, and cocktail-flavored e-cigarettes* », *Environ Health Perspect*, vol. 124, n° 6, 1er juin 2016, p. 733-739.

Baumeister, Roy F., Bratslavsky, Ellen, Finkenauer, Catrin et Vohs, K. de, « *Bad is stronger than good* », *Review of General Psychology*, vol. 5, n° 4, décembre 2001, p. 323-370.

Best, Joel, *Threatened Children: Rhetoric and Concern about Child-Victims*, University of Chicago Press, 1993.

Bhatta Dharm N. et Glantz Stanton, A., « *Electronic Cigarette Use and Myocardial Infarction Among Adults in the US Population Assessment of Tobacco and Health* », *Journal of the American Heart Association*, vol. 8, n° 12, juin 2019.

Bronner, Gérald et Géhin, Étienne, *L'Inquiétant Principe de précaution*, Presses universitaires de France, 2010.

Centre for Evidence-Based Medicine, « *Electronic Cigarettes for Smoking Cessation: Cochrane Living Systematic Review* », février 2023.

Charaudeau, Patrick et Maingueneau, Dominique (dir.), *Dictionnaire d'analyse du discours*, Le Seuil, 2002.

Chyderiotis, Sandra, Le Nézet, Olivier, Janssen, Éric, *et al.*, « L'usage de la cigarette électronique chez les adolescents en France : où en sommes-nous ? », *Actualité et dossier en santé publique*, n° 108, 2019/09, p. 8-13.

Clegg-Smith, Katherine, Wakefield, Melanie A. et Edsall, Elizabeth, « *The good news about smoking: How do U.S. Newspapers cover tobacco issues* », *Journal of Public Health Policy*, vol. 27, n° 2, juillet 2006, p. 166-181.

Dansou, Anne, Pousséo, Charlotte, Kaniut Virginie, Leloup, Audrey, *et al.*, « L'aide au sevrage tabagique dans les officines françaises », *Santé publique*, vol. 27, n° 2, 2015, p. 167-176.

Dautzenberg, Bertrand, « *The use of e-cigarettes in adolescents: public health consequences* », *Tobacco Prevention and Cessation*, vol. 3, supplément de mai, n° 98, 2017.

Dusautoir, Romain, Zarcone, Gianni, Verriele, Marie, Garçon, Guillaume, *et al.*, « *Comparison of the chemical composition of aerosols from heated tobacco products, electronic cigarettes and tobacco cigarettes and their toxic impacts on the human bronchial epithelial BEAS-2B cells* », *Journal of Hazardous Materials*, vol. 401, 5 janvier 2021.

Festinger, Leon, Riecken, Henry W. et Schachter, Stanley, *When Prophecy Fails*, University of Minnesota Press, 1956.

Foucault, Michel, *Dits et écrits (1954-1988)*, Gallimard, 2001.

Foucault, Michel, *Histoire de la sexualité*, tome 1 : *La Volonté de savoir*, Gallimard, 1976.

Friedman Abigail S., « *A Difference-in-Differences Analysis of Youth Smoking and a Ban on Sales of Flavored Tobacco Products in San Francisco, California* », *JAMA Pediatrics*, vol. 175, n° 8, 24 mai 2021, p. 863-865.

Friedman Abigail S. et Xu SiQing, « *Associations of Flavored e-Cigarette Uptake With Subsequent Smoking Initiation and Cessation* », *JAMA Network Open*, vol. 3, n° 6, 5 juin 2020.

Fujioka, Kazutoshi et Shibamoto, Takayuki, « *Determination of toxic carbonyl compounds in cigarette smoke* », *Environmental Toxicology*, vol. 211, n° 1, février 2006, p. 47-54.

Ganson, Kyle T. et Nagata, Jason M., « *Associations between vaping and eating disorder diagnosis and risk among college students* », *Eating Behaviors*, vol. 43, 2021.

Gerstlé, Jacques, « La santé dans l'agenda. Le médiatique, le public et le politique », *in* Mathien, Michel (dir.), *Médias Santé Politique*, L'Harmattan, 2000.

Goudsblom, Johan, « Les grandes épidémies et la civilisation des mœurs », *Actes de la recherche en sciences sociales*, n° 68, 1987, p. 3-14.

Guigner, Sébastien, « L'odyssée de l'administration européenne de la santé : la quête d'un leadership », *Politique européenne*, n° 11, 2003/3, p. 31-56.

Guigner, Sébastien, « L'institutionnalisation d'un espace européen de la santé », thèse de doctorat en science politique, 2008.

Hajek, Peter, Phillips-Waller, Anna, Przulj, Dunja, Pesola, Francesca, *et al.*, « *A Randomized Trial of E-Cigarettes versus Nicotine Replacement Therapy* », *New England Journal of Medicine*, n° 380, 14 février 2019.

Ingésciences, « Avis d'expert sur l'évaluation du cadre législatif pour la lutte antitabac », 17 juin 2022.

Jackler Robert K., Chau, Cindy, Getachew, Brook D., Whitcomb, Mackenzie M., *et al.*, « *JUUL Advertising Over its First Three Years on the Market* », Stanford Research into the Impact of Tobacco Advertising, École de médecine de l'université de Stanford, 31 janvier 2019.

Journal of the American Heart Association, « *Retraction to: Electronic Cigarette Use and Myocardial Infarction Among Adults in the US Population Assessment of Tobacco and Health* », vol. 9, n° 4, février 2020.

Kalkhoran, Sara et Glantz, Stanton A., « *E-cigarettes and smoking cessation in real-world and clinical settings: a systematic review and meta-analysis* », *The Lancet Respiratory Medicine*, 14 janvier 2016.

Kopp, Pierre-Alexandre et Fenoglio, Philippe, « Les drogues sont-elles bénéfiques pour la France ? », *Revue économique*, vol. 62, n° 5, 2011, p. 899-918.

Le Louarn, A. et Gérard, S., « L'aide au sevrage tabagique assurée par les pharmaciens d'Alsace », *Santé publique*, vol. 14, n° 2, 2002, p. 121-133.

Le Mehaute, Thibaud, « La transition vers le vapotage exclusif est-elle liée au type d'accompagnement chez les vapoteurs ? Étude réalisée en Ille-et-Vilaine », thèse de doctorat en médecine, 2021.

Legleye, Stéphane, Aubin, Henri-Jean, Falissard, Bruno, Beck, François et Spilka, Stanislas, « *Experimenting first with e-cigarettes versus first with cigarettes and transition to daily cigarette use among adolescents: the crucial effect of age at first experiment* », *Addiction*, vol. 116, n° 6, juin 2021, p. 1521-1531, initialement publié le 17 novembre 2020.

Levy, David T., Borland, Ron, Lindblom, Eric N., *et al.*, « *Potential deaths averted in USA by replacing cigarettes with e-cigarettes* », *Tobacco Control*, vol. 27, numéro n° 1, 2018, p. 18-25.

Lippmann, Walter, *Public Opinion*, Harcourt, Brace & Co., 1922.

Marchetti, Dominique, « Les révélations du "journalisme d'investigation" », *Actes de la recherche en sciences sociales*, vol. 131-132, mars 2000, p. 30-40.

Marchetti, Dominique, *Quand la santé devient médiatique : Les logiques de production de l'information dans la presse*, Presses universitaires de Grenoble, 2010.

McCarthy, John D. et Zald, Mayer N., « *Resource mobilization and social movements: a partial theory* », *American Journal of Sociology*, vol. 82, n° 6, mai 1977, p. 1212-1241.

Myers Smith, Katie, Phillips-Waller, Anna, Pesola, Francesca, McRobbie, Hayden, *et al.*, « *E-cigarettes versus nicotine replacement treatment as harm reduction interventions for smokers who find quitting difficult: randomized controlled trial* », *Addiction*, vol. 117, n° 1, janvier 2022, p. 224-233.

Notley, Caitlin, Ward, Emma, Dawkins, Lynne et Holland, Richard, « *The unique contribution of e-cigarettes for tobacco harm reduction in supporting smoking relapse prevention* », *Harm Reduction Journal*, vol. 15, n° 1, 20 juin 2018, p. 31.

Oreskes, Naomi et Conway, Erik M., *Les Marchands de doute*, Le Pommier, 2012.

Proctor, Robert N., *Golden Holocaust: Origins of the Cigarette Catastrophe and the Case for Abolition*, University of California Press, 2012.

Riocreux, Ingrid, *La Langue des médias : Destruction du langage et fabrication du consentement*, L'Artilleur, 2016.

Sauvayre, Romy, *Croire à l'incroyable : Anciens et nouveaux adeptes*, Presses universitaires de France, 2012.

Schmid, Thomas, « *Tobacco Executive Survey: The Future of Combustibles* », *Tobacco Asia*, 4 octobre 2021.

Shannon, Gravely, Smith, Danielle M., Liber, Alex C., Cummings Michel K., *et al.*, « *Responses to potential nicotine vaping product flavor restrictions among regular vapers using non-tobacco flavors: Findings from the 2020 ITC Smoking and Vaping Survey in Canada, England and the United States* », *Addictive Behaviors*, vol. 125, février 2022.

Tattan-Birch, Harry, Hartmann-Boyce, Jamie, Kock, Loran, Simonavicius, Erikas, *et al.*, « *Heated tobacco products for smoking cessation and reducing smoking prevalence* », *Cochrane Database of Systematic Reviews*, vol. 1, n° 1, 6 janvier 2022.

Wackowski, Olivia A., Giovenco, Daniel P., Singh, Binu, Lewis, Jane M., *et al.*, « *Content Analysis of US News Stories About E-Cigarettes in 2015* », *Nicotine & Tobacco Research*, vol. 20, n° 8, juillet 2018, p. 1015-1019.

Wackowski, Olivia A., Sontag, Jennah M., Singh, Binu, King, Jessica, *et al.*, « *From the Deeming Rule to JUUL – US News Coverage of Electronic Cigarettes, 2015-2018* », *Nicotine & Tobacco Research*, vol. 22, n° 10, octobre 2020, p. 1816-1822.

Wang, Richard J., Bhadriraju, Sudhamayi et Glantz, Stanton A., « *E-Cigarette Use and Adult Cigarette Smoking Cessation: A Meta-Analysis* », *American Journal of Public Health*, 13 janvier 2021.

Yates K., Friedman K, Slater M.D. *et al.*, « *A Content Analysis of Electronic Cigarette Portrayal in Newspapers* », *Tobacco Regulatory Science*, vol. 1, n° 1, avril 2015, p. 94-102.

SOURCES INSTITUTIONNELLES

Abrams, David B. (dir.), « *JAHA paper on e-cigarettes and myocardial infarction* », College of Global Public Health, 20 janvier 2020.

Académie nationale de médecine, « L'Académie nationale de médecine rappelle les avantages prouvés et les inconvénients indûment allégués de la cigarette électronique (vaporette) », communiqué de presse du 12 décembre 2019.

Agacinski, Daniel, « Expertise et démocratie. Faire avec la défiance », *France Stratégie*, 14 décembre 2018.

Agrawal, Sanjay, « *Smoking and health 2021: A coming of age for tobacco control* », Royal College of Physicians, mai 2021.

Anses, « Priorisation des substances chimiques dans les émissions des produits du vapotage », rapport d'expertise collective, novembre 2021.

Anses, « Produits du vapotage », 23 octobre 2020.

Centre international de recherche sur le cancer (OMS), « Le Code européen contre le cancer : 12 façons de réduire votre risque de cancer ».

CDC, « *2016 Surgeon General's Report: E-Cigarette Use Among Youth and Young Adults* ».

CDC, « *Outbreak of Lung Injury Associated with the Use of E-Cigarette, or Vaping, Products* », 25 février 2020.

Commission européenne, « *Results of the public consultation on SCHEER's preliminary opinion SCHEER's preliminary Opinion on electronic cigarettes* ».

Commission européenne, « *Scientific Committee on Health, Environmental and Emerging Risks (Scheer): Opinion on electronic cigarettes* », 16 avril 2021.

Cour des comptes, « Rapport d'évaluation des politiques de lutte contre le tabagisme », 13 décembre 2012.

Cour des comptes, « Rapport sur la politique de prévention en santé », 1er décembre 2021.

Department of Health, « *3. Eliminating variation in smoking rates* », *Towards a Smokefree Generation: A Tobacco Control Plan for England*, juillet 2017.

Douchet, Marc-Antoine, « Tabagisme et arrêt du tabac en 2020 », Observatoire français des drogues et des tendances addictives, mars 2021.

FDA, « *FDA Authorizes Marketing of IQOS Tobacco Heating System with 'Reduced Exposure' Information* », 7 juillet 2020.

FDA, « *FDA Permits Marketing of E-Cigarette Products, Marking First Authorization of Its Kind by the Agency* », 12 octobre 2021.

Food and Agriculture Organization of the United Nations, « *Issues in the global tobacco economy: Selected case studies. Raw Materials, Tropical and Horticultural Products Service Commodities and Trade Division* », 2003.

Gouvernement néo-zélandais, « *Smokefree Environments and Regulated Products Regulations 2021/204* », 9 août 2021.

HCSP, « Avis relatif aux bénéfices-risques de la cigarette électronique », 22 février 2016.

HCSP, « Bénéfices-risques de la cigarette électronique pour la population générale », 22 février 2016.

Legislative Observatory (European Parliament), « 2012/0366(COD). Tabac et ses produits : fabrication, présentation et vente ».

McNeill, Ann, Brose, Leonie, Calder, Robert et Hitchman, Sara C., « *E-cigarettes: an evidence update* », rapport commandité par Public Health England, 19 août 2015.

McNeill, Ann, Brose, Leonie, Calder, Robert, Bauld, Lind et Robson, Debbie, « *Vaping in England: an evidence update including metal health and pregnancy* », commandité par Public Health England, mars 2020.

Ministère de la Santé néo-zélandais, « *Supporting smokers to switch to significantly less harmful alternatives, Regulatory Impact Statement* », 7 janvier 2019.

Ministère de la Santé et de la Prévention, « Recommandations concernant l'usage des produits de vapotage / cigarette électronique », 5 octobre 2022.

Nasem, *Public Health Consequences of E-Cigarettes*, The National Academies Press, 2018.

New-Zealand Government, « Smokefree Environments and Regulated Products Regulations 2021/204 », 9 août 2021.

New-Zealand Ministry of Health, « Supporting smokers to switch to significantly less harmful alternatives, Regulatory Impact Statement, 7 janvier 2019.

OFDT, « Réduction des risques [recommandations aux professionnels] », 2014.

OFDT, *« Usage actuel (occasionnel ou régulier) de tabac parmi les 18-75 ans. Évolutions depuis 1974* », juin 2019.

Office for National Statistics, « *Adult smoking habits in the UK: 2019* », 7 juillet 2020.

OMS, « *E-cigarettes are harmful to health* », 5 février 2020.

OMS, « *Health Topics: Tobacco* ».

OMS, « Tabac », 25 mai 2022.

OMS, « *WHO launches new report on the global tobacco epidemic* », 29 juillet 2019.

OMS, « *WHO report on the global tobacco epidemic 2019: offer help to quit tobacco use* », 25 juillet 2019.

OMS, « *WHO statement on ban of e-cigarettes by Government of India* », 19 septembre 2019.

OMS, « *WHO Statement on Philip Morris funded Foundation for a Smoke-Free World* », 28 septembre 2017.

Pasquereau, Anne, Quatremère, Guillemette, Guignard, Romain, Andler, Raphaël, *et al.*, « Baromètre de Santé publique France 2017 : Usage de la cigarette électronique, tabagisme et opinions des 18-75 ans », *Santé publique France*, 26 juin 2019.

Pasquereau, Anne, Guignard, Romain, Andler, Raphaël, Gautier, Arnaud *et al.*, « Bulletin épidémiologique hebdomadaire », n° 26, *Santé publique France*, 13 décembre 2022.

Public Health England, « *Vaping in England: evidence update* », février 2021.

Public Health Law Center, « *U.S. E-Cigarette Regulation: A 50-State Review* », juin 2022.

Royal College of Physicians, « *Nicotine without Smoke: Tobacco harm reduction* », 28 avril 2016.

Santé publique France, « *L'interruption de la baisse de la prévalence du tabagisme se confirme en 2021* », 13 décembre 2022.

Shames, Lisa, « *Tobacco Settlement: States' Allocations of Payments from Tobacco Companies for Fiscal Years 2000 through 2005* », GAO, 27 février 2007.

Surgeon General of the United States, interview dans l'émission « Today Show » sur NBC, 23 mars 2020 (https://app.criticalmention.com/app/#clip/view/ec57842a-2476-4295-bd47-6a189e3b0a07?token=7405aa97-302e-4866-9e22-e5165715b003).

The E-Cigarette Summit, « *Robert Beaglehole* », Royal College of Physicians, Londres, 9 décembre 2022.

Torny, Didier et Guillaume, Yon, « Fabriquer un marché en situation controversée : dispositifs, lieux et pratiques du vapotage », rapport Armines, 2020, p. 78.

Waserman, Sylvain, « Regards croisés sur le lobbying », colloque à l'Assemblée nationale, 15 et 16 mai 2019 .

Sources associatives

A Non-Smoking Generation, « *"Harm-reduction" maintains the global tobacco epidemic* ».

Action on Smoking and Health (ASH), « *Smoking Statistics* », mai 2021.

Audureau, Gérard, interview à l'occasion du Sommet de la Vape, à Paris, en mars 2017 (www.youtube.com/watch?v=bbUAE0gUACY&t=18s).

Center for Tobacco Control Research and Education, « *Journal of American Heart Association caves to pressure from e-cig interests* », 18 février 2020.

CNCT, « Cigarettes électroniques : quels risques ? ».

CNCT, *Ingérence de l'industrie du tabac dans les politiques de santé publique : État des lieux et recommandations*, Le Publieur, 2014.

CNCT, « Le tabac coûte cher à la société », 7 mai 2020.

CNCT, « Lexique : Cigarette électronique ou e-cigarette ».

CNCT, « Quatrième "Mois Sans Tabac" : E-cigarettes, tabac à chauffer… Décryptage de l'Alliance contre le Tabac (ACT) », 29 octobre 2019.

CNCT, « Que peut-on dire sur la cigarette électronique ? », 9 novembre 2018.

DNF, « DNF auditionnée à l'Assemblée Nationale sur la fiscalité du tabac », 16 février 2021.

DNF, « Le vapotage, otage des fabricants de tabac ».

Dubois, Gérard, *Le Rideau de fumée : Les méthodes secrètes de l'industrie du tabac*, Le Seuil, 2003.

Fernández, Federico N., *« What's behind Michael Bloomberg's vaping-phobia? »*, Austrian Economics Center, 10 février 2021.

Fivape, « Une filière indépendante et exemplaire ».

Génération sans tabac, « L'efficacité des cigarettes électroniques dans le sevrage tabagique toujours en question », 5 novembre 2021.

Génération sans tabac, « Nouvelle campagne de l'American Lung Association pour lutter contre l'épidémie de vapotage », 3 septembre 2020.

Génération sans tabac, « Poursuite de la baisse du nombre de fumeurs au Royaume-Uni », 9 juillet 2020.

Sovape/BVA, « Sondage sur le vapotage », septembre 2019.

Sovape, « Vapotage : le doute grandit et s'installe. Appel aux pouvoirs publics », 10 octobre 2022.

Tobacco-Free Kids, « *A State-by-State Look at the 1998 Tobacco Settlement 23 Years Later* », 12 janvier 2022.

Truth Initiative, « *Creating a future free from smoking, vaping and nicotine: Extraordinary achievements in a year like no other* », rapport annuel, 2020.

Wheeler, Amanda, intervention lors du Global Tobacco & Nicotine Forum, à Londres, le 23 septembre 2021 (www.youtube.com/watch?v=lgGC9AOcpgg).

SOURCES MEDIATIQUES

« *British American Tobacco welcomes FDA flavor ban; minimal impact seen* », Reuters, 3 janvier 2020, (www.reuters.com/article/usa-vaping-bat-idUSL4N2981AY).

« Ce que rapporte vraiment le tabac à l'État », BFM Business, 23 mars 2015 (www.bfmtv.com/economie/economie-social/finances-publiques/ce-que-rapporte-vraiment-le-tabac-a-l-etat_AN-201503230165.html).

« CheckNews : qui finance l'OMS ? », *Libération*, 17 avril 2020.

« Controverse : vapoter tue ? », émission « Vox Pop », Arte, 1er février 2020 (https://www.facebook.com/watch/?v=540579053226277).

« *House approves vaporized nicotine product bill* », *Manila Bulletin*, 25 mai 2021.

« L'appel de 120 médecins en faveur de l'e-cigarette », *Le Figaro*, 28 octobre 2015.

« La cigarette électronique est-elle dangereuse ? », émission « Les idées claires », France Culture, octobre 2019 (www.youtube.com/watch?v=ZlKYpmhY1J4).

« Le cigarettier Philip Morris jugé pour publicité déguisée à cause de son produit Iqos », *Le Parisien*, 23 septembre 2021.

« Le juste prix du paquet de cigarettes : 13 euros », *Le Figaro*, 23 mars 2015.

« Le tabac coûte cher à la collectivité », France TV Info, 23 mars (www.francetvinfo.fr/sante/le-tabac-coute-cher-a-la-collectivite_855997.html).

« *Local anti-vaping groups also received millions of grant money from Bloomberg* », *Manila Bulletin*, 30 août 2021.

« *UK report slams Bloomberg for undermining rights of consumers in LMICs* », *Manila Bulletin*, 25 juillet 2021.

« Vapotage : un réel danger pour la santé ? », émission « Audrey & Co », LCI, 26 août 2019 (www.youtube.com/watch?v=x0Z8hIbGjkg&t=3s).

« Vapoter tue ? – 6 minutes pour trancher », RTL, 31 juillet 2019 (www.youtube.com/watch?v=wHw9HuNgNEk).

« Victimes du tabac : 40 organisations interpellant les parlementaires », *Le Figaro*, 4 novembre 2015.

Bañuelos, Javier, « *La OMS recibió 90 millones de dólares en donaciones de grandes farmacéuticas* », *Cadena Ser*, 25 août 2016.

Basset, Bernard et Benyamina, Amine, « "Vapoter est une aide précieuse, voire déterminante, pour quitter le tabac." », *Le Monde*, 27 janvier 2002.

Bates, Clive, « *The Counterfactual: Holding the Bloomberg anti-vaping propaganda complex to account* », 1er avril 2021 (https://clivebates.com/holding-the-bloomberg-anti-vaping-propaganda-complex-to-account/).

Bates, Clive, « *The critic's guide to bad vaping science* », décembre 2016 (www.clivebates.com/documents/BadScienceBriefing1.pdf).

Béziau, Sébastien, « Décryptage : les gynécologues ont-ils été manipulés pour tromper les femmes enceintes sur le vapotage ? », Vapyou.com, 26 juin 2020.

Béziau, Sébastien, « Le “lobby de la vape” à la solde de l’industrie du tabac ? Décryptage de l’article de Stéphane Horel paru dans *Le Monde* », Vapyou.com, 20 décembre 2020.

Béziau, Sébastien, « Non, ce n’est pas l’industrie du tabac qui “ruine” les fumeurs ! », Vapyou.com, 9 janvier 2023.

Biebert, Aaron, *A Billion Lives* (2016) et *You Don’t Know Nicotine* (2020).

Borst, Heidi et Patel, Niraj, « *The Health Effects Of E-Cigarettes* », *Forbes*, 29 août 2022.

Calantzopoulos, André, « *Open letter from Philip Morris International CEO* », *Politico*, 21 janvier 2019.

Cavale, Siddharth, « *UK tobacco shares rises on U.S. e-cigarette ban exemptions* », Reuters, 3 janvier 2020 (www.reuters.com/article/us-usa-vaping-bat-idUSKBN1Z20RJ).

Chalandon, Sorj, « Sciences Frictions », *Le Canard enchaîné*, 17 février 2021.

Chappell, Peter et Peix, Catherine, *Les Origines du Sida*, 2003 (www.youtube.com/watch?v=KKJInAkxnLY)

Chapuis, Jérôme, « Cigarette électronique : un usage sans danger ? » Public Sénat, « Un monde en docs », 29 mai 2021 .

Chin, Emmanuel Santa Maria, « *British American Tobacco lauds govt’s move to tax vapes and e-cigs* », *MalayMail*, 30 octobre 2021.

Chumley, Cheryl K. « *Michael Bloomberg does a George Soros and buys up law enforcement* », *The Washington Post*, 18 février 2020.

Couraud, Sébastien et Rolland, Benjamin, « “Sur la cigarette électronique, le Haut Conseil de la santé publique a une position ‘antivape’ avec des arguments ‘antivax’.” », *Le Monde*, 4 mars 2022.

Domenech, Claire, « L'État va toucher le jackpot en 2020 grâce aux taxes sur le tabac », *Capital*, 21 octobre 2019.

Dreyfus-Rose, Caroline, « Pour ou contre la cigarette électronique ? », *Version Femina*, 3 décembre 2019.

Dworschak, Manfred, « *Wie Pharmakonzerne gegen die E-Zigarette vorgehen* », *Der Spiegel*, 23 août 2018.

E-vape.fr, « Explosions de cigarettes électroniques : comment éviter les accidents ? » (www.e-vape.fr/blog/post/14-accident-explosion-cigarette-electronique).

Farsalinos, Konstantinos, lettre publiée dans *Le Monde* (https://drive.google.com/file/d/1M0PVevkzX7emQ-9sm0Vm4lwolm_gHUY3/view).

Favereau, Éric et Peigne-Giuly, Annick, « Restropective d'un virus », *Libération*, 23 avril 2004.

Fitoussi, Rebecca, « Cigarette électronique : un usage sans danger ? » Public Sénat, « Un monde en docs », 29 mai 2021 .

Florin, Jérôme, « Vapoter tue ? », RTL, « 6 minutes pour trancher », 1er août 2019 (www.youtube.com/watch?v=wHw9HuNgNEk).

Foucart, Stéphane, « En matière de santé publique, le rigorisme scientifique est une posture dangereuse », *Le Monde*, 27 octobre 2018.

Foucart, Stéphane, « Se cacher systématiquement derrière une opinion savante est un des stigmates de la crise de crédibilité que rencontre le gouvernement », *Le Monde*, 9 mai 2020.

Frillon, Jacques, « Des guillemets et de l'italique », *Le Nouvel Observateur*, 15 décembre 2008.

Girard, Laurence, « L'inexorable déclin de la culture du tabac en France », *Le Monde*, 4 octobre 2019.

Glantz, Stanton, *« E-cig inventor Hon Lik is still smoking »*, profglantz.com, 2 novembre 2021 (https://profglantz.com/2021/11/02/e-cig-inventor-hon-lik-is-still-smoking/).

Godart, Nina, « Après avoir siphonné le marché américain, l'e-cigarette JUUL démarre très fort en France », Bfmtv.com, 19 janvier 2019 (www.bfmtv.com/economie/consommation/apres-avoir-siphonne-le-marche-americain-l-e-cigarette-juul-demarre-tres-fort-en-france_AN-201901190010.html).

Griffin, Patrick, « *Repeal this "failed" vaping ban* », *Vapouround Magazine*, n° 36, p. 38-39.

Gunther, Marc, « *Here Comes Trouble: An Anti-Tobacco Hero's Complicated Legacy* », *Undark Magazine*, 8 février 2021.

Hajji-Fiacre, Ilham, « La revue *The Lancet* sur l'étude liant vaccin ROR et autisme », France 24, 2 février 2010 (www.france24.com/fr/20100202-revue-the-lancet-r-tracte-tude-liant-vaccin-ror-autisme).

Han, Seunggu et Nordqvist, Joseph, « *Can dietary nicotine help fight Parkinson's disease?* », *Medical News Today*, 27 février 2019.

Horel, Stéphane, « La guerre secrète de Philip Morris contre l'OMS et les experts de la lutte antitabac », *Le Monde*, 14 avril 2021.

Horel, Stéphane, Foucart, Stéphane et Laurens, Sylvain, « "C'est la possibilité même de la diffusion de la vérité scientifique auprès du plus grand nombre qui se trouve désormais attaquée." », *Le Monde*, 22 septembre 2020.

Horel, Stéphane, Keyser, Ties et Luimes, Tim, « Vapotage : les vrais millions des fausses organisations de consommateurs », *Le Monde*, 3 novembre 2021.

Horel, Stéphane, Redolfi, Annick et Rossigneux, Brigitte, *Les Médicamenteurs*, documentaire diffusé en juin 2009 sur France 5.

Husson, Laure-Emmanuelle, « Tabac : comment l'e-cigarette est en train de tuer les patchs », *Challenges*, 23 janvier 2014.

Illich, Ivan, « L'obsession de la santé parfaite », *Le Monde diplomatique*, mars 1999, p. 28.

Jeanblanc, Anne, « L'OMS dans les griffes des lobbyistes ? », *Le Point*, 4 avril 2017.

Kalra, Aditya, Bansal, Paritush, Wilson, Duff et Lasseter, Tom, *« Inside Philip Morris' campaign to subvert the global anti-smoking treaty »*, Reuters, 13 juillet 2017 (www.reuters.com/investigates/special-report/pmi-who-fctc/).

Kalra, Aditya, Lasseter, Tom, Wilson, Duff, Wilson, Thomas, *et al.*, « *The Philip Morris Files* », Reuters, 2017 (www.reuters.com/investigates/section/pmi/).

Kitamura, Makiko, « *Glaxo Memo Shows Drug Industry Lobbying on E-Cigarettes* », *Bloomberg.com*, 19 février 2014 (www.bloomberg.com/news/articles/2014-02-19/glaxo-memo-shows-drug-industry-lobbying-on-e-cigarettes).

Leblanc, Barbara, « Derrière la lutte antitabac, l'omniprésence des labos », *L'Obs*, 10 novembre 2016.

Merseburger-Sill, Bärbel, « Cloper sans fumée : la nicotine revisitée », Arte, 20 septembre 2020 (www.youtube.com/watch?v=mV2h3nDpgL0).

Meyer, Katie « *State to Fill Budget Holes By Borrowing Against Tobacco Fund* », Wesa, 15 novembre 2017 (www.wesa.fm/politics-government/2017-11-15/state-to-fill-budget-holes-by-borrowing-against-tobacco-fund#stream/0).

Moschetti, Julien, « Pr François Alla : “J'ai démissionné du Haut Conseil de la santé publique car les experts n'ont pas joué leur rôle durant la crise sanitaire.” », *Le Quotidien du médecin*, 24 janvier 2022.

Nau, Jean-Yves, « Arrêter de fumer avec (ou sans) conflits d'intérêts : que s'est-il passé à l'OpenMind Kfé ? », *Journalisme et santé publique*, 17 octobre 2018.

Naudin, Guillaume, « Faut-il interdire le vapotage ? », RFI, 7 novembre 2011 (www.rfi.fr/fr/emission/20191107-faut-il-interdire-le-vapotage).

O'Donnell, Jayne, « *A study claimed vaping doubles risk for heart attacks. It's been retracted for being “unreliable”* », *USA Today*, 20 février 2020.

Orlowski, Andrew, *« Big Pharma wrote EU anti-vaping diktat, claims Tory ex-MEP* », The Register, 13 mai 2016 (www.theregister.com/2016/05/13/lords_ecigarette_debate_vaping_tpd2_tobacco/).

Poirson, Philippe, « *Le Dr Ivan Berlin fait-il des cachotteries sur ses liens d'intérêts avec Pfizer ?* », Vapolitique.blogspot.com, 21 décembre 2020.

Poirson, Philippe, « *The Slander Factory: la clause d'Omertà impose aux journalistes payés par Bloomberg via l'Université de Bath (UK)* », Vapolitique.blogspot.com, 15 juin 2021.

Riquier, Andrea, « *Up in smoke: States are using tobacco settlement money to balance their budgets. Here's why that matters* », MarketWatch, 29 juin 2021 (www.marketwatch.com/story/up-in-smoke-states-are-using-tobacco-settlement-money-to-balance-their-budgets-heres-why-that-matters-11624990235).

Science Media Centre, « *Expert reaction to meta-analysis looking at e-cigarette use and smoking cessation* », 14 janvier 2016.

Science Media Centre, « *Expert reaction to world health organization Q&A on electronic cigarettes* », 22 janvier 2020.

Seghieri, Steeve, « L'Irlande étudie la rentabilité financière de l'e-cigarette », *Vaping Post*, 9 janvier 2017.

Stöver, Heino et Jazbinsek, Dietmar, « *Was Lobbyisten gegen E-Zigaretten haben* », *Die Zeit*, 31 mai 2018.

Tattan-Birch, Harry, Brown, Jamie et Hartmann-Boyce, Jamie, « *Heated tobacco: a new review looks at the risks and benefits* », *The Conversation*, 6 janvier 2022.

Woessner, Géraldine, « Cigarette électronique : un tiers du marché échappe à tout contrôle », *Le Point*, 28 octobre 2020.

AUTRES SOURCES

Boisserie, Pierre et Brangier, Stéphane, *Cigarettes : Le dossier sans filtre*, Dargaud, 2019.

Ducharme, Jamie, *Big Vape: The incendiary rise of JUUL*, Hodder & Stoughton, 2021.

Durand, Thomas C., *Quand est-ce qu'on biaise ? Comment ne pas se faire manipuler*, Humensciences, 2019.

École de guerre économique, « Le lobby du tabac est-il pris à son propre piège ? », 11 juin 2013.

Foucart, Stéphane, *La Fabrique du mensonge : Comment les industriels manipulent la science et nous mettent en danger*, Denoël, 2013.

Girard, Jean-François, *Quand la Santé devient publique*, Hachette, 1998.

Grand View Research, « *Tobacco Market Size, Share & Trends Analysis Report By Product (Smokeless, Cigarettes, Cigar & Cigarillos, Next-Generation Products, Waterpipes), By Region, And Segment Forecasts* », 2021-2028, février 2021.

Rivière-Wekstein, Gil, *Panique dans l'assiette : Ils se nourrissent de nos peurs*, Le Publieur, 2017.

Schopenhauer, Arthur, *L'Art d'avoir toujours raison*, 1830.

Spogárd, René et Meril, James, « *Governance and Democracy — the People's view: A global opinion poll* », Gallup international, 1999.

Vandemergel, Xavier, *La Cigarette qui valait des milliards : Les secrets inavouables de l'industrie du* tabac, L'Arbre, 2011.

Xerfi Precepta, « Les perspectives du marché de la cigarette électronique à l'horizon 2023 : Offensive des buralistes et du Big Tobacco, menaces réglementaires et perspectives de croissance du marché », octobre 2020.

Printed by Amazon Italia Logistica S.r.l.
Torrazza Piemonte (TO), Italy

46315923R00147